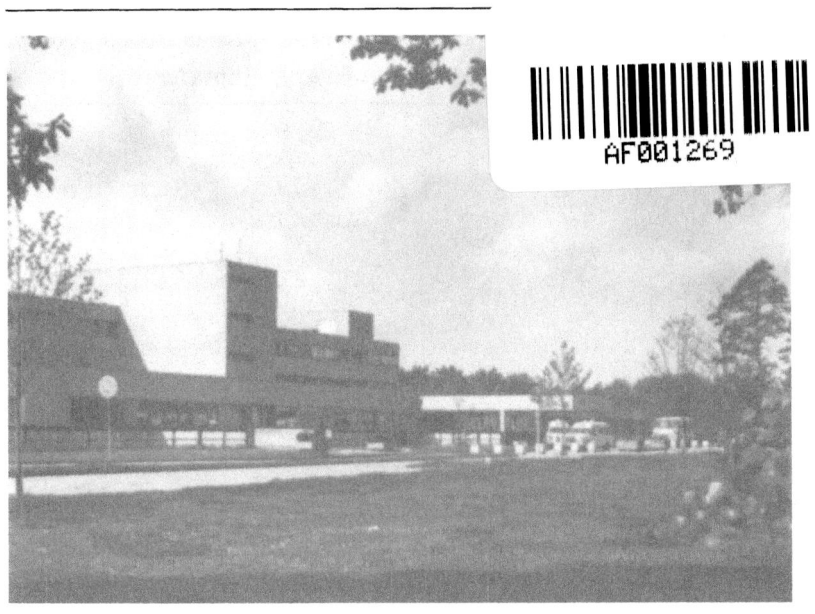

Die Reihe **duphar** *med communication* wird herausgegeben von Wolfgang Wagner und Ulrike Evers, Hannover.

H.-J. Möller   H. M. van Praag (Hrsg.)

Aggression und Autoaggression

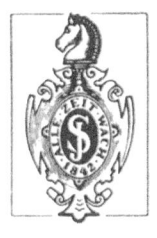

Springer-Verlag
Berlin Heidelberg GmbH

Prof. Dr. med. Hans-Jürgen Möller
Universitäts-Nervenklinik und Poliklinik der Universität Bonn
– Psychiatrie –
Sigmund-Freud-Straße 25
W-5300 Bonn

Prof. M.D.Ph.D. Herman M. van Praag
Department of Psychiatry
Albert Einstein College of Medicine
1300 Morris Park Ave., Bronx, New York 10461, USA

ISBN 978-3-540-55349-6 ISBN 978-3-642-77431-7 (eBook)
DOI 10.1007/978-3-642-77431-7

Die Deutsche Bibliothek – CIP-Einheitsaufnahme
Aggression und Autoaggression / H.-J. Möller; H. M. van
Praag (Hrsg.). – Berlin ; Heidelberg ; New York ; London ;
Paris ; Tokyo ; Hong Kong ; Barcelona ; Budapest : Springer, 1992
  (Duphar med communication)
NE: Möller, Hans-Jürgen [Hrsg.]

Dieses Werk ist urheberrechtlich geschützt. Die dadurch begründeten Rechte, insbesondere die der Übersetzung, des Nachdrucks, des Vortrags, der Entnahme von Abbildungen und Tabellen, der Funksendung, der Mikroverfilmung oder der Vervielfältigung auf anderen Wegen und der Speicherung in Datenverarbeitungsanlagen, bleiben, auch bei nur auszugsweiser Verwertung, vorbehalten. Eine Vervielfältigung dieses Werkes oder von Teilen dieses Werkes ist auch im Einzelfall nur in den Grenzen der gesetzlichen Bestimmungen des Urheberrechtsgesetzes der Bundesrepublik Deutschland vom 9. September 1965 in der jeweils geltenden Fassung zulässig. Sie ist grundsätzlich vergütungspflichtig. Zuwiderhandlungen unterliegen den Strafbestimmungen des Urheberrechtsgesetzes.

© Springer-Verlag Berlin Heidelberg 1992

Ursprünglich erschienin bei Springer-Verlag Berlin Heidelberg 1992

Die Wiedergabe von Gebrauchsnamen, Handelsnamen, Warenbezeichnungen usw. in diesem Werk berechtigt auch ohne besondere Kennzeichnung nicht zu der Annahme, daß solche Namen im Sinne der Warenzeichen- und Markenschutz-Gesetzgebung als frei zu betrachten wären und daher von jedermann benutzt werden dürften.
Produkthaftung: Für Angaben über Dosierungsanweisungen und Applikationsformen kann vom Verlag keine Gewähr übernommen werden. Derartige Angaben müssen vom jeweiligen Anwender im Einzelfall anhand anderer Literaturstellen auf ihre Richtigkeit überprüft werden.

Vorwort

Dieser Band enthält die Beiträge des Symposiums „Aggression und Autoaggression", das am 06.07.1991 an der Psychiatrischen Klinik der Universität Bonn stattfand.

Das Thema Aggression ist in der Psychiatrie selten zum Gegenstand eines Symposiums gemacht worden, obwohl der Psychiater häufig Patienten mit gesteigerter Aggressivität zu behandeln hat. Auch in Lehrbüchern, Handbüchern und Fachzeitschriften wird die Therapie von gesteigerter Aggressivität kaum dargestellt. Das hängt u. a. sicherlich damit zusammen, daß die therapeutischen Ansätze in diesem Bereich bisher sehr begrenzt waren. Stimulus der hier publizierten Tagung war, daß wahrscheinlich in Zukunft Medikamente zur Verfügung stehen werden, die in ganz spezifischer Weise auf die Modulation aggressiven Verhaltens Einfluß nehmen können.

Der Begriff Aggression ist sehr vielschichtig und wird unterschiedlich verwendet. Das Spektrum der Aggression umfaßt u. a. verbalaggressives Verhalten, körperliche Gewalttätigkeit und Tötungshandlungen. Häufig wird sogar die Durchsetzungsfähigkeit unter das Konstrukt der Aggression gefaßt. Auch die Autoaggression wird dem Gesamtkonzept der Aggression zugeordnet, wobei wiederum verschiedene Unterformen zu berücksichtigen sind, z. B. Selbstschädigung ohne Suizidalität, parasuizidale Handlungen, suizidale Handlungen.

Angesichts der Vielfältigkeit von Erscheinungsformen der Aggression muß man natürlich skeptisch sein, ob das, was für eine Form der Aggressivität gilt, auch übertragen werden kann auf andere Formen. Auch die von der Psychoanalyse beschriebene Wechselbeziehung zwischen Heteroaggression und Autoaggression bedarf weiterer Überprüfung.

Als zusätzliche Kategorien sind zu berücksichtigen: Kontrolliertheit und Impulsivität. So ist nicht völlig geklärt, wofür die derzeit mit Interesse verfolgten Serotonin-Befunde das Äquivalent sind – für die Aggressivität oder nur für die Impulsivität. Schließlich ist jeweils zu differenzieren, vor welchem Hintergrund aggressives Verhalten auftritt, also z. B. welche Erkrankung bzw. welcher situative Kontext besteht.

Im Rahmen der biologischen Hypothesenbildung über die Aggression spielt derzeit die Serotoninmangel-Hypothese aggressiven Verhaltens die größte Rolle. Angesichts der Komplexität neuronaler Prozesse im ZNS ist diese Hypothese sicherlich reduktionistisch, aber sie bietet momentan besonders gute Forschungsansätze. Die Tatsache, daß spezifische Antiaggressiva, die Serenika, in selektiver Weise mit bestimmten Subtypen der Serotoninrezeptoren reagieren, spricht dafür, daß das Serotoninsystem eine besonders gute Eintrittspforte zur Modulation aggressiven Verhaltens zu sein scheint.

Die durch Entwicklung der „Serenika" jetzt näherrückende Möglichkeit, pathologisch gesteigertes aggressives Verhalten durch spezielle Antiaggressiva gezielt behandeln zu können, hat etwas sehr Faszinierendes. Man denke z. B. daran, wie viele Schwierigkeiten Patienten machen, die im Rahmen bestimmter Grunderkrankungen – z. B. Schizophrenie, Manie, Oligophrenie – aggressives Verhalten zeigen. Eine gezielte antiaggressive Behandlung würde das Leben für diese Patienten und ihr Umfeld erheblich erleichtern. Man denke insbesondere auch daran, welch große Problematik Aggressionsdelikte im Rahmen von Persönlichkeitsstörungen spielen und welche gesellschaftlichen Konsequenzen damit verbunden sind. Die Hypothese, daß eine biologische Störung der Aggressions- und Impulskontrolle diese Menschen zu aggressiven Psychopathen macht und daß in Zukunft statt langjähriger Freiheitsstrafe vielleicht eine echte Therapiemöglichkeit vorhanden wäre, klingt geradezu revolutionär.

Die Tagung beschäftigte sich wegen des schon erwähnten Anlasses, der Entwicklung spezifischer Antiaggressiva, besonders mit biologischen Hypothesen und mit der medikamentösen Therapie aggressiven Verhaltens. Natürlich sind bei dem Thema Aggression auch psychosoziale Faktoren unterschiedlichster Art zu bedenken. Wegen der erwähnten Fokussierung konnte dieser Bereich aber nur gestreift werden.

Bonn/New York, im Dezember 1991 *Hans-Jürgen Möller*
Herman M. van Praag

Inhalt

Vorwort
HANS-JÜRGEN MÖLLER, HERMAN M. VAN PRAAG V

Serotonergic Dysfunction and Aggression Control
HERMAN M. VAN PRAAG 1

Biological Models of Aggression
BEREND OLIVIER and JAN MOS 10

*Erfassung von aggressivem und impulsivem Verhalten:
Ansätze der Psychologie*
WILHELM JANKE 35

Diskussion
Leitung: HERMAN M. VAN PRAAG 62

Aggressives Verhalten von Kindern und Jugendlichen
HELMUT REMSCHMIDT 73

*Autoaggressives Verhalten –
medikamentöse Behandlungsmöglichkeiten*
HANS-JÜRGEN MÖLLER 95

Pharmakotherapeutische Ansätze bei Aggression
BRUNO MÜLLER-OERLINGHAUSEN 113

*Verhaltenstherapeutische Ansätze
zur Ärger- und Aggressionskontrolle*
MICHAEL LINDEN 121

*Das Dilemma der Aggressions-
und Impulskontrollstörungen in Diagnose
und Therapie aus forensisch-psychiatrischer Sicht*
NORBERT NEDOPIL 132

Aggression: Chancen und Risiken interpersonaler und sozialer Konfliktlösungen
LEOPOLD ROSENMAYR 153

Aggression und Autoaggression: zu Phänomenologie, Terminologie und gesellschaftlicher Reaktion
HORST SCHÜLER-SPRINGORUM 171

Diskussion
Leitung: LEOPOLD ROSENMAYR 175

Autoren

JANKE, WILHELM, Prof. Dr. phil.
Vorstand des Instituts für Psychologie, Lehrstuhl für Psychologie I
(Biologische und Klinische Psychologie), Universität Würzburg,
Domerschulstraße 13, W-8700 Würzburg

LINDEN, MICHAEL, Dipl.-Psych., Priv.-Doz. Dr. med.
Oberarzt, Psychiatrische Klinik und Poliklinik der Freien Universität Berlin,
Eschenallee 3, W-1000 Berlin 19

MÖLLER, HANS-JÜRGEN, Prof. Dr. med.
Direktor der Universitäts-Nervenklinik und Poliklinik Bonn – Psychiatrie,
Sigmund-Freud-Straße 25, W-5300 Bonn

MOS, JAN, Ph. D.
Behavioural Pharmacology, Solvay Duphar B.V.,
C. J. van Houtenlaan 36, NL-1381 CP Weesp
The Netherlands

MÜLLER-OERLINGHAUSEN, BRUNO, Prof. Dr. med.
Leiter der Forschungsgruppe für Klinische Psychopharmakologie,
Psychiatrische Klinik und Poliklinik der Freien Universität Berlin,
Eschenallee 3, W-1000 Berlin 19

NEDOPIL, NORBERT, Prof. Dr. med.
Leiter der Abteilung für Forensische Psychiatrie,
Psychiatrische Universitätsklinik und Poliklinik,
Füchsleinstraße 15, W-8700 Würzburg

OLIVIER, BEREND, Ph. D.
Head of CNS-Pharmacology, Solvay Duphar B.V.,
C.J. van Houtenlaan 36, NL-1381 CP Weesp
The Netherlands

PRAAG, HERMAN M. VAN, Prof. M. D., Ph. D.
Chairman, Department of Psychiatry,
Albert Einstein College of Medicine,
1300 Morris Park Avenue, Bronx, New York 10461, USA

REMSCHMIDT, HELMUT, Prof. Dr. med. Dr. phil.
Direktor der Klinik für Kinder- und Jugendpsychiatrie der Philipps-Universität,
Hans-Sachs-Straße 6, W-3550 Marburg/Lahn

ROSENMAYR, LEOPOLD, Prof. Dr. phil.
O. Prof. für Soziologie und Sozialphilosophie, Institut für Soziologie
der Sozial- und Wirtschaftswissenschaftlichen Fakultät der Universität Wien,
Alserstraße 33, A-1080 Wien

SCHÜLER-SPRINGORUM, HORST, Prof. Dr. jur.
Vorstand des Instituts für die gesamten Strafrechtswissenschaften,
Abteilung Kriminologie, Jugendrecht und Strafvollzug,
Veterinärstraße 1, W-8000 München 22

Diskutanten

BOHLEN, NORBERT, Dr. med.
Kinderarzt – EEG Labor
Humboldtstraße 23, W-4050 Mönchengladbach 1

DEMLING, JOACHIM, Priv.-Doz. Dr. med.
Oberarzt, Psychiatrische Klinik mit Poliklinik
der Universität Erlangen-Nürnberg,
Schwabachanlage 6, W-8520 Erlangen

FRINK, MONIKA, Dr. med.
Leitende Abteilungsärztin, Landesnervenklinik Andernach,
Vulkanstraße 58, W-5470 Andernach

JANKE, WILHELM, Prof. Dr. phil.
Vorstand des Instituts für Psychologie, Lehrstuhl für Psychologie I
(Biologische und Klinische Psychologie), Universität Würzburg,
Domerschulstraße 13, W-8700 Würzburg

KÖRNER, JUDITH, Dr. med.
Wissenschaftliche Assistentin, Universitäts-Nervenklinik
und Poliklinik Bonn – Psychiatrie,
Sigmund-Freud-Straße 25, W-5300 Bonn 1

LINDEN, MICHAEL, Dipl.-Psych., Priv.-Doz. Dr. med.
Oberarzt, Psychiatrische Klinik und Poliklinik der Freien Universität Berlin,
Eschenallee 3, W-1000 Berlin 19

MACHLEIDT, WIELANT, Prof. Dr. med.
Klinik und Poliklinik für Neurologie und Psychiatrie
der Universität zu Köln – Psychiatrie,
Joseph-Stelzmann-Straße 9, W-5000 Köln 41

MARNEROS, ANDREAS, Prof. Dr. med.
Universitäts-Nervenklinik – Psychiatrie,
Sigmund-Freud-Straße 25, W-5300 Bonn 1

MÖLLER, HANS-JÜRGEN, Prof. Dr. med.
Direktor der Universitäts-Nervenklinik und Poliklinik Bonn – Psychiatrie,
Sigmund-Freud-Straße 25, W-5300 Bonn

MÜLLER-OERLINGHAUSEN, BRUNO, Prof. Dr. med.
Leiter der Forschungsgruppe für Klinische Psychopharmakologie,
Psychiatrische Klinik und Poliklinik der Freien Universität Berlin,
Eschenallee 3, W-1000 Berlin 19

NEDOPIL, NORBERT, Prof. Dr. med.
Leiter der Abteilung für Forensische Psychiatrie,
Psychiatrische Universitätsklinik und Poliklinik,
Füchsleinstraße 15, W-8700 Würzburg

OLIVIER, BEREND, Ph. D.
Head of CNS-Pharmacology, Solvay Duphar B.V.,
C.J. van Houtenlaan 36, NL-1381 CP Weesp

PRAAG, HERMAN M. VAN, Prof. M. D., Ph. D.
Chairman, Department of Psychiatry, Albert Einstein College of Medicine,
1300 Morris Park Avenue, Bronx, New York 10461, USA

RAO, MARIE LUISE, Prof. Dr. rer. nat.
Leiterin des Neurochemischen Labors,
Universitäts-Nervenklinik und Poliklinik Bonn – Psychiatrie,
Sigmund-Freud-Straße 25, W-5300 Bonn 1

REMSCHMIDT, HELMUT, Prof. Dr. med. Dr. phil.
Direktor der Klinik für Kinder- und Jugendpsychiatrie
der Philipps-Universität,
Hans-Sachs-Straße 6, W-3550 Marburg/Lahn

ROSENMAYR, LEOPOLD, Prof. Dr. phil.
O.Prof. für Soziologie und Sozialphilosophie, Institut für Soziologie
der Sozial- und Wirtschaftswissenschaftlichen Fakultät der Universität Wien,
Alserstraße 33, A-1080 Wien

SCHREIBER, RUDY, Dr.
Tropon-Werke,
Berlinerstraße 156, W-5000 Köln 80

SCHÜLER-SPRINGORUM, HORST, Prof. Dr. jur.
Vorstand des Instituts für die gesamten Strafrechtswissenschaften,
Abteilung Kriminologie, Jugendrecht und Strafvollzug,
Veterinärstraße 1, W-8000 München 22

Serotonergic Dysfunction and Aggression Control

HERMAN M. VAN PRAAG

Serotonin and (Auto-) Aggressive Behavior

Serotonin and Depression

In the early 1970s we reported the occurrence of diminished accumulation of 5-hydroxyindoleacetic acid (5-HIAA) in cerebrospinal fluid (CSF) after probenecid administration in depression (van Praag et al. 1970; van Praag and Korf 1971). Lowered baseline and postprobenecid 5-HIAA levels in CSF are an indication of diminished metabolism of the mother amine serotonin (5-hydroxytryptamine, 5-HT) in the CNS. Low CSF 5-HIAA appeared not to be related to a particular syndromal depression type, though the phenomenon occurred more frequently in vital (endogenous, melancholic) depression than in personal (neurotic, dysthymic) depression (van Praag et al. 1965), more frequently in severe than in mild depression, and more frequently in psychotic than in nonpsychotic depression.

Serotonin and Suicide

In 1976, Asberg et al. confirmed our finding of a low CSF 5-HIAA subgroup in depression and added the important observation that the low 5-HIAA group contained significantly more suicide attempters than the group of depressive persons with normal CSF 5-HIAA. The risk of repeat suicides was, moreover, increased in the low 5-HIAA probands (Träskman et al. 1981; Roy et al. 1989). The correlation between low levels of 5-HIAA in CSF and attempted suicide was reported to be particularly strong when the attempt had been made with violent means (all methods, except drug overdose and superficial wrist cutting) (Asberg et al. 1984).

The relation between CSF 5-HIAA and suicide appeared to occur not only in depression, but likewise in nondepressed, personality-disordered individuals who had attempted suicide, though the relation was most pronounced in depressed suicide attempters (Träskman et al. 1981). Low levels of 5-HIAA in CSF have also been found in nondepressed schizophrenics who had attempted suicide prompted by command-hallucinations (van Praag 1983; Ninan et al. 1984). Thus, low CSF 5-HIAA seems to correlate with suicidal behavior across diagnoses.

Additional arguments for a relation between disturbed 5-HTergic functioning and suicidal behavior were derived from post mortem studies and hormonal challenge tests. In the frontal cortex of individuals who had completed suicide, the number of 5-HT2 receptors was found to be increased (Mann et al. 1986; Arora and Meltzer 1989). Hypothetically, this finding can be linked to lowering levels of 5-HIAA in CSF, by assuming that the 5-HT receptor upregulation is compensatory to decreased 5-HT availability.

Serotonin and Aggression

Abundant data indicate a strong correlation between inward (suicide) and outward directed aggression. We have postulated a common disturbance of regulatory mechanisms in both behaviors and accessory factors determining the direction of the aggression (review: Plutchik et al. 1989a). In accordance with this view, low CSF levels of 5-HIAA of were shown to correlate not only with inward, but also with outward directed aggression in a variety of personality disorders (review: Roy and Linnoila 1988). No negative reports have been published so far. This is surprising since aggressive behavior is impacted upon by so many social and toxicological (e.g., alcohol) variables for which it is hard to control. That the 5-HT/aggression correlation seems to hold in spite of that „noise" suggests it to be quite robust. In normal individuals, too, a correlation has been established between CSF 5-HIAA and levels of hostility (Roy et al. 1988a).

Conclusion

Signs of disturbed 5-HT metabolism, in particular lowered CSF 5-HIAA levels, initially linked to depression, seem to correlate with disturbances in aggression regulation, irrespective of the direction the aggression takes, and irrespective of the diagnosis in which it occurs.

Negative CSF Studies

The correlation between suicidal behavior and lowered CSF 5-HIAA has been confirmed by several, but not by all authors (review: van Praag 1986b). What factors could explain the negative findings?

Generalizations

One explanation is that in biological suicide research, suicidal behavior is not further categorized. Recent suicide attempt, lifetime history of suicide attempts and suicidal thoughts are being equalized. This generalization is not warranted (van Praag 1986a). We found that low CSF levels of 5-HIAA correlates with suicide attempt, not with suicidal ideation and that this correlation is most pronounced in recent suicide attempt (that is, committed 1–2 weeks before the biological examination).

Depression

A second possible explanation is that most biological suicide studies do not account for preceding depressions. We demonstrated first of all that in the great majority of suicide attempters, the actual attempt is preceded by depressive symptoms, varying in duration from days to months (van Praag 1982). In addition, we found that in the days after the attempt, the depressive symptoms tend to clear (van Praag and Plutchik 1985). It is conceivable that this mood change is accompanied by a rise in CSF 5-HIAA levels.

Disparity of Suicide Method and Suicide Intent

Several authors failed to replicate the finding that levels of HIAA in CSF are lowest in violent attempts. In biological suicide research the term violent refers to suicide method and by inference to severity of suicidal intent. This inference we demonstrated to be fallacious. Having developed rating scales to independently measure violence (lethality) of the suicide method and severity of the suicide intent, it appeared that these variables do not correlate to a significant degree (Plutchik et al. 1989b). Severity of method is no gauge of the strength of the self-destructive impulses. Low CSF 5-HIAA we found to correlate with severity of intent, not with the severity of the attempt.

This observation makes sense. 5-HT disturbances allegedly correlate with disturbed aggression regulation. The strength of the will to die is an immediate expression of the degree to which that regulation is disrupted. The violence of the method is not. It might have some relation, but the suicide method chosen is codetermined by various other factors, such as availability of a method (e.g., fire arms), personality structure (e.g., antisocial personality disorder), gender (violent methods are used more frequently by men), and cultural background (e.g., gunshot used to be the preferred method of suicide among German officers).

Being only peripherally related to suicide intent, it comes as no surprise that the relation between low CSF 5-HIAA and violence of method is variable and unpredictable.

Challenge Tests

Hormonal challenge tests have hardly been applied in the study of aggression disorders so far. Meltzer et al. (1984) used the 5-HT precursor 5-hydroxytryptophan (5-HTP) as a challenger and found that the cortisol response in depressed patients with suicidal history was greater than in nonsuicidal depressives, a finding suggesting *hyper*responsivity of postsynaptic 5-HT receptors.

Using racemic *d,l*-fenfluramine – a 5-HT releasing and uptake inhibiting agent – as a challenger, and prolactin release as a 5-HT dependent variable, Coccaro et al. (1989) found evidence for *reduced* central 5-HTergic function in suicide attempters. Neither racemic fenfluramine nor 5-HTP, however is a selective 5-HT agent. The *d*-isomer, but not the l-isomer increases dopamine (DA) availability in a selective manner (Invernizzi et al. 1986). Hence, blunting of the prolactin response to racemic fenfluramine can be attributed to either decreased 5-HTergic activity or increased DAergic activity. DAergic disturbances have indeed been implicated in suicidal behavior (Asberg et al. 1984). A similar qualification holds for 5-HTP. This substance augments both 5-HT and DA synthesis (van Praag and Lemus 1986) and it is unknown which of these effects is responsible for the hormonal changes.

We used a newer challenger, M-chlorophenylpiperazine (MCPP), a postsynaptic 5-HT receptor agonist with relatively high selectivity for the 5-HT system. The results were disappointing in that no relationship could be established between levels of aggressivity and 5-HT receptor sensitivity nor between the latter variable and suicidality (Wetzler et al. 1991). The hostility level of the experimental group, however, fell within normal limits so that a relationship between 5-HT function and pathological aggression cannot be ruled out. A second possible explanation for the negative results of the MCPP studies is that MCPP though having affinity for all 5-HT receptor subsystems binds in humans preferentially to 5-HT1C and 5-HT3 sites (Glennon et al. 1989). Possibly other 5-HT receptor subsystems are involved in aggression regulation.

The Behavioral Correlate of the 5-HT Disturbances

The 5-HT disturbances found in states of increased (auto) aggression have been linked directly to perturbed aggression regulation. It is conceivable, however, that the primary relation is with another behavioral dimension and, that the relation with aggression is secondary. This possibility has not been excluded and two alternative correlates have to be considered: anxiety and lack of impulse control.

Anxiety

In anxiety, the same 5-HT dysfunctions have been found as in aggression disorders. In depression, CSF 5-HIAA and anxiety have been reported to be negatively correlated (van Praag 1988). In panic disorder, moreover, challenge tests with M-chlorophenylpiperazine revealed behavioral and hormonal signs of postsynaptic 5-HT receptor hypersensitivity (Kahn et al. 1988a, b). High doses of MCPP, moreover, provoke anxiety in normal individuals as well (Charney et al. 1987). Those drugs that inhibit (presynaptic) 5-HT1A, 5-HT2 or 5-HT3 receptors reportedly possess anxiolytic properties also speaks in favor of a relation between 5-HT and anxiety.

On a behavioral level, anxiety and aggression are also intertwined. Preceding a suicide attempt, anxiety is often severe and can assume panic proportions. In panic disorder, moreover, the suicide rate is increased (Weissman et al. 1989) and so are signs of outward directed aggression (Korn et al. 1990). In a group of patients from various diagnostic categories, we found trait anxiety to be strongly correlated with both outward and inward directed aggression (Apter et al. 1990).

Anxiety and aggression could each relate independently to the 5-HT dysfunction, or, alternatively, anxiety is the primary behavioral correlate and the relation 5-HT/aggression, its derivative.

Impulse Control

The hypothesis that the 5-HT disturbances found in aggression disturbances are really linked to deficient impulse control would gain in probability if: (1) 5-HT disturbances were to be more frequent in impulsive than in premeditated acts of (auto) aggression, and (2) if the same 5-HT disturbances reported in aggression disorders would occur in other disorders of impulse control. In animals, Soubrie (1986) found evidence that 5-HTergic neurons enable the organism to tolerate delay before acting to obtain an anticipated reward.

The findings of Linnoila and his group suggest that the first condition is fulfilled (Linnoila et al. 1983; Virkkunen et al. 1989). Levels of 5-HIAA CSF were lowest in impulsive violent offenders. Prolactin and cortisol response to fenfluramine were found to be positively correlated to aggressivity and impulsivity in a group of substance abusers (Fishbein et al. 1989). These data, however, are not yet to be taken as definitive. First, information provided by the perpetrator is not necessarily valid. A tendency to accentuate impulsivity is likely because premeditated acts of aggression are taken more seriously, both by the public and the judicature. Moreover, premeditation and impulsivity are endpoints of a dimension. Most aggressive acts fall in between the extremes and can only be wrenched towards either pole.

Data regarding the second condition are few and equivocal. Low CSF 5-HIAA has been observed in impulsive (Virkkunen et al. 1987, 1989), but not in compulsive gamblers (Roy et al. 1988b) or in bulimia (Korn et al. 1989, unpublished observations). The hypothesis of 5-HT being involved in impulse control rather than in aggression regulation per se lacks firm support so far.

Conclusions

1. The evidence suggesting a relationship between diminished 5-HT metabolism and disturbed aggression regulation seems quite strong.
2. The correlations between low CSF levels of 5-HIAA and suicidality is strongest in recent suicide attempts and in depressed individuals who attempt suicide. Presuicidal depression tends to clear after the act. Disregarding these variables may account for the negative reports that also have appeared.
3. Violence of the suicide method is not a measure for the strength of the suicide intent. In biological suicide research, the term violent refers to suicide method, but low CSF levels of 5-HIAA relates

stronger to suicide intent than to suicide method. Failing to acknowledge that differential relationship may account for the negative reports on violence being a factor strengthening the correlation between low CSF 5-HIAA and suicide.
4. Hormonal challenge tests have thus far failed to substantiate the 5-HT/(auto) aggression hypothesis. Nonselectivity of the challengers used is a possible explanation. In the case of MCPP, a rather selective 5-HT agonist, the possibility of failure to activate 5-HT receptor subsystems involved in aggression regulation should be entertained.
5. In states of increased anxiety 5-HT disturbances have been found similar to those described in aggressive behavior. Anxiety and aggression are, moreover, strongly correlated. It is unclear whether anxiety and aggression relate each independently to 5-HT dysfunctions or whether the 5-HT/anxiety correlation is primary and the 5-HT/aggression correlation its derivative.
6. Impulse control is a fundamental psychological function and failure of that system might underly overt aggression. It has been suggested that the 5-HT disturbances found in aggression are actually related to defects in impulse control, but the data are so far equivocal.
7. The relationship between 5-HT disturbances and aggression regulation, across diagnoses, is likely to have prophylactic and therapeutic consequences that have as yet hardly been explored. Two small studies found the 5-HT precursor tryptophan to diminish aggressive behavior in chronic schizophrenia (Morand et al. 1983; Volavka et al. 1990). The antiaggressive effect of lithium is possibly 5-HT related. The selective 5-HT uptake inhibitors have yet to be studied in aggression disorders. A group of selective antagonists and agonists of particular 5-HT receptor subtypes is being developed and some of them have strong antiaggressive effects in animals. The effect of these so-called „serenics" (Olivier et al. 1986) in humans is not yet known.

References

Apter A, van Praag HM, Plutchik R, Sevy S, Korn M, Brown S-L (1990) Interrelationship between anxiety, aggression, impulsivity and mood. A possible serotonergically-linked cluster. Psychiatry Res 32:191–199

Arora RC, Meltzer HY (1989) Serotonergic measures in the brains of suicide victims: 5-HT2 binding sites in the frontal cortex of suicide victims and control subjects. Am J Psychiatry 146:730–776

Asberg M, Träskman L, Thoren P (1976) 5-HIAA in the cerebrospinal fluid: a biochemical suicide predictor? Arch Gen Psychiatry 33:1193–1197

Asberg M, Bertilsson L, Matensson B, Scalia-Tombia G-P, Thoren P, Träskman L (1984) CSF monoamine metabolites in melancholia. Acta Psychiatr Scand 69:201–210

Charney DS, Wood SW, Goodman WK, Henninger JR (1987) Serotonin functions in anxiety. II. Effects of the serotonin agonist MCPP in panic disorder patients and healthy subjects. Psychopharmacology 92:14–24

Coccaro EF, Siever LJ, Klar HM, Maurer G, Cochrane K, Cooper TB, Mohs RC, Davis KL (1989) Serotonergic studies in patients with affective and personality disorders. Arch Gen Psychiatry 46:587–599

Fishbein DH, Lozovsky D, Jaffe JH (1989) Impulsivity, aggression and neuroendocrine responses to serotonergic stimulation in substance abusers. Biol Psychiatry 25:1049–1066

Glennon RA, Ismaiel AE-KM, McCarthy BG, Peroutka SJ (1989) Binding of arylpiperazines to 5-HT3 serotonin receptors: results of a structure-affinity study. Eur J Psychiatry 168:387–392

Invernizzi R, Berettera C, Garattini S, Samanin R (1986) D- and L-isomers of fenfluramine differ markedly in their interaction with brain serotonin and catecholamines in the rat. Eur J Pharmacol 120:9–15

Kahn RS, Wetzler S, van Praag HM, Asnis GM (1988a) Behavioral indications of serotonin receptor hypersensitivity in panic disorder. Psychiatry Res 25:101–104

Kahn RS, Wetzler S, van Praag HM, Asnis GM (1988b) Neuroendocrine evidence for 5-HT receptor hypersensitivity in patients with panic disorder. Psychopharmacology 96:360–364

Korn ML, Kotler M, Molcho A, Grosz D, Brown S-L, Chen C, van Praag HM (in press) Suicide and aggression associated with panic attacks. Biol Psychiatry

Linnoila M, Virkkunen M, Scheinin M, Nuutila A, Rimon R, Goodwin FK (1983) Low cerebrospinal fluid 5-hydroxyindoleacetic acid concentration differentiates impulsive from non-impulsive violent behavior. Life Sci 33:2609–2614

Mann JJ, Stanley M, McBride A, McEwen BS (1986) Increased serotonin$_2$ and β-adrenergic receptor binding in the frontal cortices of suicide victims. Arch Gen Psychiatry 43:954–959

Meltzer HY, Perline R, Tricou BJ, Lowy MT, Robertson A (1984) Effect of 5-hydroxytryptophan on serum cortisol levels in major affective disorders. II. Relations to suicide, psychosis, and depressive symptoms. Arch Gen Psychiatry 41:379–387

Morand C, Young JN, Ervin FR (1983) Clinical response of aggressive schizophrenics to oral tryptophan. Biol Psychiatry 18:575–578

Ninan PT, van Kammen DP, Scheinin M, Linnoila M, Bunney WE, Goodwin FK (1984) CSF 5-hydroxyindoleacetic acid levels in suicidal schizophrenic patients. Am J Psychiatry 141:566–569

Olivier B, van Dalen D, Hartog J (1986) A new class of psychotropic drugs: serenics. Drugs Future 11:473–494

Plutchik R, van Praag HM, Conte HR (1989a) Correlates of suicide and violence risk. III. A two-stage model of countervailing forces. Psychiatry Res 28:215–225.

Plutchik R, van Praag HM, Picard S, Conte HR, Korn M (1989b) Is there a relation between seriousness of suicide intent and the lethality of the suicide attempt? Psychiatry Res 27:71–79

Roy A, Linnoila M (1988) Suicidal behavior, impulsiveness and serotonin. Acta Psychiatr Scand 78:529–535

Roy A, Adinoff B, Linnoila M (1988a) Acting out hostility in normal volunteers: negative correlation with levels of 5-HIAA in cerebral spinal fluid. Psychiatry Res 24:187–194

Roy A, Adinoff B, Roehrich L, Lamparski D, Custer R, Lorenz V, Barbaccia M, Guidotti A, Costa E, Linnoila M (1988b) Pathological gambling. Arch Gen Psychiatry 45:369–373

Roy A, DeJong J, Linnoila M (1989) Cerebrospinal fluid monoamine metabolites and suicidal behavior in depressed patients. Arch Gen Psychiatry 46:609–612

Soubrie P (1986) Reconciling the role of central serotonin neurons in human and animal behavior. Behav Brain Sci 9:319–363

Träskman L, Asberg M, Bertilsson L, Sjøstrand L (1981) Monoamine metabolites in CSF and suicidal behavior. Arch Gen Psychiatry 38:631–636

van Praag HM (1982) Depression, suicide and the metabolism of serotonin in the brain. J Affective Disord 4:275–290

van Praag HM (1983) CSF 5-HIAA and suicide in non-depressed schizophrenics. Lancet i:977–978

van Praag HM (1986a) (Auto) aggression and CSF 5-HIAA in depression and schizophrenia. Psychpharmacol Bull 22:669–673

van Praag HM (1986b) Biological suicide research: outcome and limitations. Biol Psychiatry 21:1305–1323

van Praag HM (1988) Serotonergic mechanisms and suicidal behavior. Psychiatr Psychobiol 3:335–346

van Praag HM, Korf J (1971) Endogenous depressions with and without disturbances in the 5-hydroxytryptamine metabolism: a biochemical classification? Psychopharmacologia 19:148–152

van Praag HM, Plutchik R (1985) An empirical study on the „cathartic effect" of attempted suicide. Psychiatry Res 16:123–130

van Praag HM, Lemus C (1986) Monoamine precursors in the treatment of psychiatric disorders. In: Wurtman RJ, Wurtman JJ (eds) Nutrition and the brain. Raven, New York, pp 89–138

van Praag HM, Ulemann AM, Spitz JC (1965) The vital syndrome interview. A structured standard interview for the recognition and registration of the vital depression symptom complex. Psychiatr Neurol Neurochir 68:329–346

van Praag HM, Korf J, Puite J (1970) 5-Hydroxyindoleacetic acid levels in the cerebrospinal fluid of depressive patients treated with probenecid. Nature 225:1259–1260

Virkkunen M, Nuttila A, Goodwin FK, Linnoila M (1987) Cerebrospinal fluid monoamine metabolite levels in male arsonists. Arch Gen Psychiatry 44:241–247

Virkkunen M, DeJong J, Bartko J, Linnoila M (1989) Psychobiological concomitants of history of suicide attempts among violent offenders and impulsive fire setters. Arch Gen Psychiatry 46:604–606

Volavka J, Crowner M, Brizer D, Convit A, van Praag HM, Cooper T (1990) Tryptophan treatment of aggressive psychiatric patients. Biol Psychiatry 29:129–132

Weissman MM, Klerman GL, Markowitz JS, Ouellette R (1989) Suicidal ideation and suicide attempt in panic disorder and attacks. N Engl J Med 321:1209–1214

Wetzler S, Kahn RS, Asnis GM, Korn M, van Praag HM (1991) Serotonin receptor sensitivity and aggression. Psychiatry Res (in press)

Biological Models of Aggression

BEREND OLIVIER and JAN MOS

Introduction

It is obvious that before animal studies can be performed for any disorder, it should be known what essential features should be modeled. What are the essential features for pathological aggression in man? Despite the many studies on aggression, both preclinical and clinical, this is exactly the area which is desperately in need of an overall theory which can be tested and verified. Pathological aggression is not a DSM-III disorder for which criteria are set as to what is normal or abnormal. Neither is full or even partial knowledge of the underlying biological factors available which might form a satisfactory basis for an entry to rational research. Thus a discussion about the nature and characteristics of pathological aggression is needed before a successful attempt can be made to develop animal models. It should follow that the limitations of the animal models are clear and well described.

Despite the drawbacks adherent to aggression research, there is an increasing knowledge of the effects of psychoactive compounds on aggressive behavior, not only in animals, but also in clinical settings. Thus there are two roads which seem to develop rather independently, one concerning the fundamental causes of aggression and dysfunctions, the other comprising the modification of behavior by pharmacological treatment. In this paper these two roads cannot be brought together since neither of the approaches is sophisticated enough to allow generalizations to the other scope of research. However, as the ideas and the conclusions from both approaches should affect each other, as many intersections as possible will be crossed.

Can Pathological Aggression Be Defined?

The multitude of definitions of aggression (Moyer 1968) underlines the complexity of this set of behaviors. Aggression serves many purposes, which do not necessarily have a negative connotation. The variety of situations in which aggression may occur and the differences between species do not render biology as the prime candidate to come up with definitions concerning pathological or normal aggression. However, the study of the biology of aggression has revealed that some basic characteristics are shared in many situations. Aggression in animals often occurs in situations of competition. Many subjects can be the cause of the competition. In human situations it is also important to have a clear vision of the area of conflict. Conflict in itself may be unavoidable, but the ways to handle conflict may vary. In this sense the context in which aggression may occur and the intensity of aggression may deviate from long-term functional behavior. With regard to the context and the intensity Table 1 summarizes some variables which are important in human conflicts.

Table 1. Variables which affect the functionality of aggressive behavior

Context of aggression
  Perception of threat
  Perception of area of conflict
  Perception of ways to resolve the conflict

Intensity of aggression
  Frequency of aggressive acts
  Character of aggression

In animal studies (see, for example, Huntingford and Turner 1987) the immediate biological needs for food, shelter, nesting place, and mate are usually so obvious that the area of conflict is generally well defined. Although in humans this may be less evident in some cases, there are often clearly demarcated areas over which conflict may arise. A wrong perception of the area of conflict may result in nonfunctional aggression. If there is no genuine area of conflict, there is no need for aggression. In many psychiatric patients the perception of reality may be disturbed, which may lead to a misjudgment of areas of conflict. Similarly the perception of threat may be unrealistic and lead to aggression in situations which would not escalate in persons who did not experience inappropriate threat. The ways to resolve potential areas of conflict may also play a role in defining whether aggression is appropriate or not. If nonaggressive forms of conflict resolution are effective, then aggressive options are not functional, if only for the risks of serious damage that both parties run. The context of the conflict thus to a large extent determines the functionality of aggressive behavior. However, since the perception of situations is often difficult to measure, let alone be evaluated, common sense judgments and cultural settings of moral standards are usually the ultimate definitions of normal or pathological aggression.

The intensity of aggression can at least be measured more objectively: this is albeit often troublesome in everyday situations since overt aggression occurs at irregular moments, although not always unpredictably. There are various scales which use the recording of aggressive events to quantify aggression. Not only the frequency of aggressive events can be of interest, but also the intensity of aggressive acts (e.g., verbal versus physical aggression, see OAS scale by Yudofsky and Silver 1986). Comparing the intensity of aggression in different situations might shed some light on the pathological character of aggression, i.e., violent forms of resolving conflicts where less intense forms of aggressive behaviors would have resulted in effective management of the conflict seem clearly inappropriate.

Without suggesting that the aforementioned is a complete framework for defining pathological aggression, it can be concluded that it is not an easy task to delimit the boundaries of adaptive and maladaptive aggression from simply observing the characteristics of aggressive behavior in humans. The problems are even greater in reality, because apart from disturbed aggressive behavior, comorbidity may further complicate the evaluation of adaptive behavior. Moreover, there is at present no satisfactory knowledge about neurochemical and behavioral abnormalities which may cause pathological aggression. Indeed, different disease conditions are sometimes linked to pathological aggression, but these do not result in a coherent picture of the brain areas and neurotransmitter systems that are crucial to the understanding and controlling of aggressive behavior. Thus it is not an easy task to define the criteria that should be met by (animal) models for aggression. Far from being complete on this subject, the present picture shows the limitations of current models.

What Can Be Modeled?

Models for studying human aggression are scarce, with the exception perhaps of those tasks in which it is attempted to provoke aggressive responses. Cherek and coworkers (1987) have recently been most active in this field and have modified the original setup of Taylor (1967) in which in a competition for points (money) several response options were given, including the subtraction of points and punishment of the opponent. Several studies have dealt with the effects of pharmacological treatment of the subjects. Although these studies are quite interesting and useful for our understanding of human aggressive behavior, they were performed with healthy volunteers and do not reveal the basic characteristics of pathological aggression.

Animal studies are far more easy to perform than the tedious human aggression tests by Cherek. However, their validity to human pathological aggression needs to be established. Rodents, more specifically rats and mice, have been extensively studied for the behavioral and neurobiological bases of aggression. The wealth of information on how aggression is organized and the neurobiological mechanisms underlying the different aspects of the continuum of agonistic behaviors can not be summarized here. It is of importance, however, to realize that the induction of aggression, the context in which aggression is induced, and the way aggression is recorded profoundly affects the eventual conclusions.

Animal models can reflect the more offensive, i.e., initiative taking, side of the continuum of agonistic behavior or they can stress the defensive reactions of animals to being threatened and attacked. Since aggressive behavior is such a wide phenomenon, caution should be taken to generalize data between models, even in the same species. This is undoubtedly a handicap to the study of aggression, but avoids unnecessary confusion and prevents us from jumping to untimely conclusions. Apart from the more defensive or offensive nature of the aggression models, a wide variety of different inductors of aggression has been used, such as isolation, social housing, „brain lesioning", chemical and electrical brain stimulation and drug withdrawal conditions. Needless to say, these manipulations further add to the complexity of results and interpretations of the causes and treatment of aggression.

Miczek (1987) has excellently summarized many studies in rodents with respect to their use in studying the psychopharmacology of aggression and has described the evolution to more naturalistic models. The strong case for ethopharmacological studies has been especially true for the study of aggression. Although the ethopharmacological approach had many attractive and convincing advantages, it should be noted that animal models in which aggression is induced by less naturalistic conditions also have positive aspects. In a sense their lack of appropriate contextual relevance could turn into an advantage, because pathological aggression could well appear outside the context (see section on electrical brain stimulation).

Summarizing, there are no animal aggression models that have convincing and adequate face validity to predict efficacious treatment of pathological aggression. Thus there are no homologous animal models which can be used to test psychoactive compounds for their effects on aggression, and animal models for the study of pathological aggression have to rely on other criteria to be relevant. Functional models, which permit the study of animal behavior in well-known and ethologically understood settings can be used to study the effects of drugs on aggressive as well as non-aggressive behaviors. In this sense, at least the specificity of antiaggressive effects can be evaluated by comparing the drug effects on different behaviors. One of the most naturalistic models to test aggression is employing the concept of territoriality. Malmberg (1980) is one of the few authors who has studied and convincingly shown that terrioriality is of prime importance in humans as well. Apart from emphasis on these models, we have also used models in which aggression can be studied in a context which would not directly evoke aggression. The approach we have chosen to develop specific antiaggressive compounds will exemplify these choices in more detail.

Strategy for the Development of Antiaggressive Drugs (Serenics)

The strategy to develop compounds that specifically reduce aggression strongly depends on the available methodologies to study agonistic behavior. Traditionally, isolation-induced aggression in mice has received attention for pharmacological studies, but was not primarily used for the study of aggression (Janssen et al. 1959; Valzelli et al. 1967; Yen et al. 1959). This led to views of isolation-induced aggressive behavior (IIA) as „abnormal" or „compulsive behavior" (Valzelli 1973). These interpretations have contributed to the use of this test as a model for human aggression. However, whereas Garattini and Valzelli (1981) consider IIA as a model for affective disorders in humans, others have proposed IIA as a screening test for antipsychotics (Janssen et al. 1960), anxiolytics (Ross and Ögren 1976), or antidepressants (Malick 1979).

In contrast, the ethological approach views isolation aggression in mice as normal, i.e., resembling the behavior patterns of a territorial mouse living behaviorally isolated from other males (Blanchard et al. 1979; Brain 1975; Olivier et al. 1990b). After a certain isolation period male mice may show a range of aggressive, defensive, or flight behavior (Krsiak 1974, 1975). Thus IIA can be viewed as a naturally occurring behavior which can be described in terms of all acts and postures earlier described in the full behavior repertoire of agonistic interactions (Grant and Mackintosh 1963; Olivier and van Dalen 1982; Poshivalov 1981).

This example stresses the importance of how behavior is viewed and studied, i.e., what concepts and approaches are used to study, analyze, and interpret the observed behavioral changes after drugs. In many pharmacological studies only single measures are used, such as latency to attack, duration of attack, percentage of animals fighting, and aggressiveness scores. By contrast, ethopharmacology „applies the methods and concepts of ethology to the study of drug-induced changes in behavior" (Dixon 1982). Ethology states that the organism is well equipped with the necessary characteristics to survive and reproduce successfully in a specific environment. The environments are usually not static and diverse compartments are needed for resting, feeding, pup care, etc. The adaptative capacities of animals also comprise changes over time, such as diurnal, circannual and climate rhythms in order to survive. All these challenges are met with different behavioral strategies, among which aggression is one set.

Aggression is not the only behavior that occurs in situations of conflict and thus the whole stream or flow of continuous activities should be monitored. Especially after drug treatment this continuous recording of behavior is useful to analyze the full profile of behavioral changes, whether these are specific or interfere with the expected behavior in this context.

Ethological studies, for example, that of agonistic behavior of male rats, always start with describing the behavioral elements, the ethogram. Behavioral elements must be defined in such a way that both the beginning and the end are clearly recognized, such that quantitative measures can be obtained about the frequency, the duration, and the sequential pattern of behavioral elements. Ethograms are based on very extensive studies of different behavioral situations in order to describe the full behavioral repertoire (e.g., Lehman and Adams 1977; Olivier 1981). Since highly artificial circumstances may lead to limited or distorted ethograms, it is important to create testing environments and conditions that are as natural as possible. This is a vital element in ethopharmacological studies, which to a large extent determine the usefulness and the interpretation of the obtained behavioral responses, as well as the nature of the drug effects.

The foregoing implies that there is structure in behavior: a number of behavioral elements makes a behavioral system, e.g., agonistic behavior. The association of an element with other agonistic elements and the typical sequential organization over time often determine the classification into behavioral categories. Such behavioral categories can usually be divided into appetitive, the more variable introductory elements, and the more stereotyped consummatory elements. These theoretical approaches and the methods to quantify and structure behavioral observations have greatly contributed to the study of aggression and the influence of drugs on animal behavior. The subsequent progress in the search for specific antiaggressive agents is outlined below.

Animal Models for Agonistic Behavior

Agonistic behavior or animal conflict is a multidimensional and very complex phenomenon, especially in evolutionary higher species. Agonistic behavior, like all behavior, does not occur in a biological vacuum, but is dependent on all factors involved in a homeostatic regulatory system (see Archer 1976; Wiepkema 1987) modulated by internal and external signals. Important for the emergence of every aspect of agonistic behavior are signals coming from the outside world, especially threatening stimuli like male rivals or predators. Depending on the qualities of such threats and the quality of the situation in which the animal finds itself (e.g., a nest with pups, a territory, a predator, etc.) an animal may decide to fight, defend, flee or show intermediate or ambivalent behavior (Baerends 1973). The three categories mentioned constitute a continuum of agonistic activities with attack (fight) at the one pole and flight at the other. This ethologically derived scale to distinguish agonistic behaviors has recently been attributed to a new area of behavioral or psychopharmacology, namely, ethopharmacology. This new approach in behavioral pharmacology uses ethological principles to describe the effects of pharmacological manipulations on animal (and human) behavior (Miczek 1987; Olivier et al. 1987). This branch in particular has been strongly evolved in the study of agonistic behavior (see Miczek 1983; Miczek et al. 1984; Olivier et al. 1987).

Often an implicit distinction is made between offensive and defensive agonistic behavior (Adams 1979). While offensive agonistic behavior is characterized by the initiative of the aggressor and damage to the opponent (Blanchard et al. 1977a, b, 1978; Mos et al. 1984; Olivier et al. 1983), defensive behavior lacks active approach (initiative) and no wounds (or only incidental ones) are inflicted by the defensive animal. Several models focus (although not exclusively) upon the „offensive" components of agonistic interactions. Other models reflect the more defensive aspects of agonistic behavior. We have used both types of models and discuss separately the main characteristics. As examples of the effects of drugs, the behavioral profile of the serenic compound eltoprazine will be given. Reference drugs are neuroleptics (haloperidol, chlorpromazine) and benzodiazepines (chlordiazepoxide, diazepam, oxazepam).

Models of Offensive Behavior

Isolation-Induced Offensive Behavior

A manipulation often used to induce aggression is isolation of male animals (typically mice) for several weeks. A significant proportion of such isolated animals upon encountering another will reliably exhibit attack behavior (Valzelli 1969). This isolation-induced aggression model is one of the most frequently used aggression models in behavioral pharmacology (Malick 1979). Table 2 shows the results of various compounds in this model. Clearly eltoprazine and haloperidol inhibit aggression at low doses, whereas benzodiazepines only affect attacks at higher doses.

Because these isolated male mice show a full repertoire of agonistic behaviors (Miczek and Krsiak 1979), ethological techniques can be used to detect very specific drug effects (Olivier and van Dalen 1982). After a relatively short isolation period to increase the propensity of attacks, a short test in a neutral arena reveals a diverse pattern of activities, because the situation delivers a mix of offensive-defensive behavior. The model is very interesting because it shows properties of compounds which are revealed only partially, or not at all, by common pharmacological test models (Miczek and Barry 1976; Miczek and

Table 2. Effect of various psychoactive drugs on isolation-induced aggression in male mice

Drug	Mean ED_{50} value in mg/kg (po)
Eltoprazine	0.4
Haloperidol	0.8
Chlorpromazine	4.7
Diazepam	12
Chlordiazepoxide	73

Krsiak 1979; Olivier 1981). An example of the results obtained in this model is shown in Fig. 1.

The results show that eltoprazine decreases aggression without sedatory effects, as exploration is not reduced and social interest even increased. Chlordiazepoxide did not affect aggression and only incidental effects were observed in other behavioral categories. Chlorpromazine inhibited attacks in this model, but these effects were nonspecific as many active behaviors decrease and inactivity increased.

Resident-Intruder Offensive Behavior

This model, used with increasing frequency in psychopharmacology, uses the resident animal's typical response to a conspecific intruder (Adams 1976). In this model, a male rat is housed with a female, a situation resembling the natural situation in which animals establish and defend territories (Barnett 1975; Lore and Flannelly 1977). When such territorial males meet an intruder in their territory, heavy fighting may occur. Such apparently offensive behavior can be considered quite natural (Blanchard and Blanchard 1977; Miczek 1979). This paradigm differs both from isolation-induced aggression in mice and intermale aggression in rats, because there is no isolation, which may lead to behavioral abnormalities (Valzelli 1973). Moreover, resident-intruder paradigms have a very wide species generality (van Hooff 1977; Wilson 1975), probably including man (Malmberg 1980). Isolation-induced aggression is restricted to certain species (Miczek and Krsiak 1979). This model discriminates effectively the quality and behavioral mechanisms of action of several drugs with some antiaggressive properties (Olivier 1981; Olivier et al. 1984a, b).

Examples of drug-induced changes of antiaggressive compounds in this model are given in Fig. 2. Eltoprazine, when given to the resident, exerted a dose-dependent decrease in offensive aggression. This coincided with a slight increase in social interest and an increase in exploration. Avoidance was somewhat enhanced at 1.25 and 2.5 mg/kg, but this had returned to baseline at 5 mg/kg, whereas inactivity was somewhat increased at the highest dose.

This profile of antiaggressive actions is specific for the serenics. Haloperidol, for instance, nonspecifically decreased aggression: inactivity increased at all doses and social interest and exploration decreased. Oxazepam even increased aggression at the doses tested, but affected neither social interest nor inactivity. This profile is found for other benzodiazepine agonists tested, such as chlordiazepoxide (Mos and Olivier 1988) and diazepam (Olivier et al. 1991). The doses

Biological Models of Aggression 19

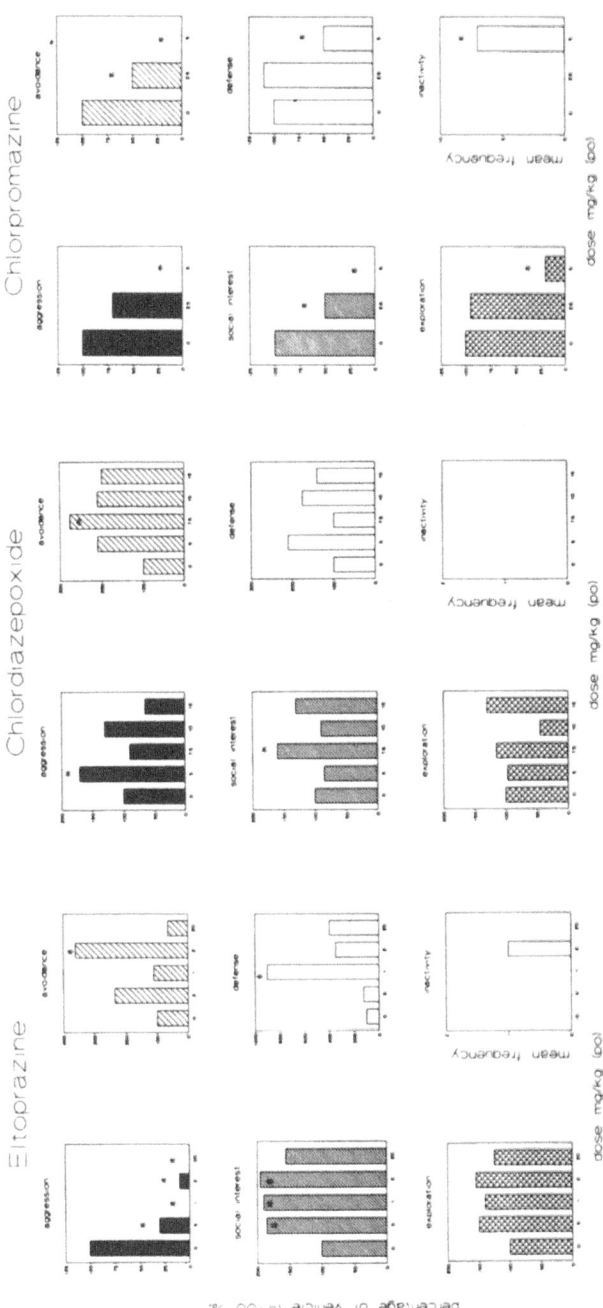

Fig. 1. Effects of eltoprazine (0.5–20 mg/kg po), chlordiazepoxide (5–15 mg/kg po) and chlorpromazine (2.5–5 mg/kg po) on the frequency of occurrence of six behavioral categories in intermale aggression in mice. For inactivity the mean frequency has been depicted, for the other categories the frequency is shown as percentage of vehicle (0 mg/kg)

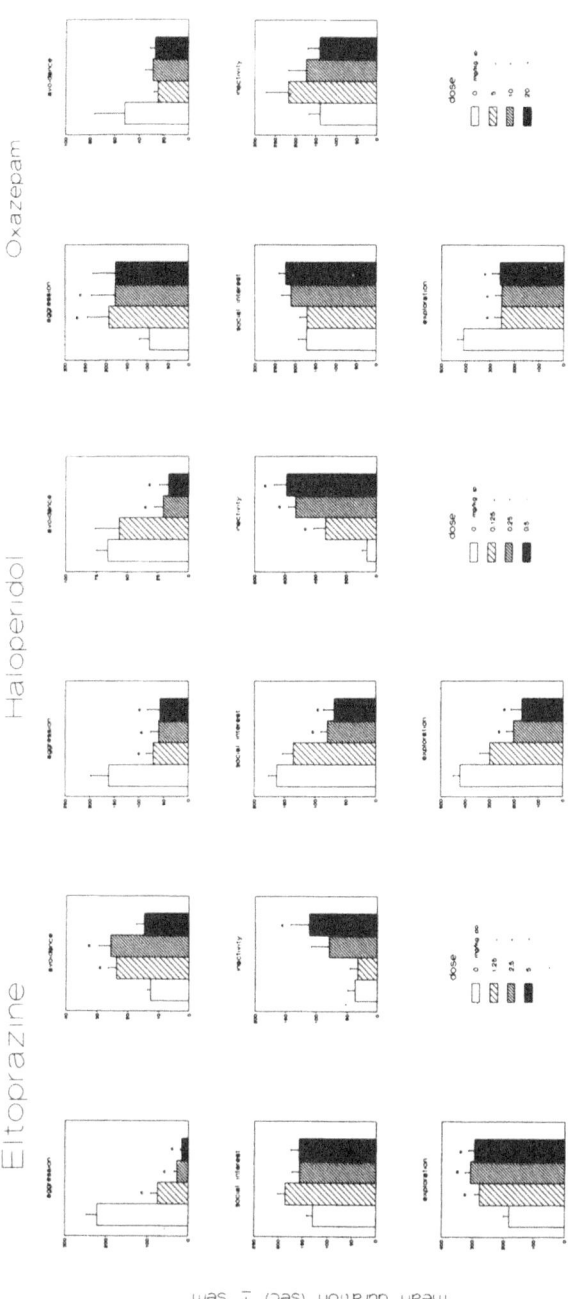

Fig. 2. The effects of eltoprazine (1.25–5 mg/kg po), haloperidol (0.125–0.5 mg/kg ip) and oxazepam (5–20 mg/kg ip) are shown on the mean duration of five representative behavioral categories in resident-intruder (territorial) aggression in male rats. Doses were given ip 30 min before testing and orally 60 min before testing. Each drug was tested in 12 rats

tested are either below the active dose in animal models for psychosis (haloperidol) or well within the anxiolytic range (oxazepam).

This resident-intruder model is a critical step in the strategy to develop specific antiaggressive compounds. First of all, this model, combined with ethopharmacological approaches, allows the detection of specific antiaggressive effects, i.e., a dose-dependent decrease in aggression which is not accompanied by sedation, stereotypy, muscle relaxation or other interfering behavioral responses. Second, the concept of territoriality, as a major factor in aggression, either adaptive or pathological, shows a great species generality, extending to humans (Malmberg 1980).

Offensive Behavior Following Electrical Stimulation of the Brain

Electrical brain stimulation-induced attack (EBS) can be evoked in male and female rats by electrical stimulation of circumscript localizations in the hypothalamus (Kruk et al. 1979, 1983, 1987). This so-called hypothalamic aggression resembles many of the features of territorial, maternal, offensive and defensive behavior (Kruk et al. 1979; Kruk and van der Poel 1980). Electrical stimulation of the neural substrates in the hypothalamus evokes several different behaviors. On the other hand, hypothalamic aggression is quite different from other aggression types, e.g., in the factors controlling fighting (gender and qualities of the opponent, occurrence in a strange environment, purely stimulation bound). Kruk et al. (1987) suggest that activation of the so-called „aggressive area" in the hypothalamus activates brain mechanisms necessary to perform behavior adequate for attack. Such a mechanism may be involved in all kinds of agonistic behavior and in predation.

Hypothalamic stimulation may evoke, besides aggression, several other behaviors, such as teeth chattering, locomotion, switch-on (self-stimulation) and switch-off behaviors (Kruk et al. 1983, 1984). Detailed mapping of the respective neural substrates involved has indicated that one electrode tip may activate many independent but overlapping neural systems, each system with its own behavioral output (Lammers et al. 1987, 1988a, b). The determination of drug effects on these independent systems may give some indication of the specificity of a drug's action (see Olivier et al. 1986; van der Poel et al. 1982).

The effects of eltoprazine, chlordiazepoxide and haloperidol have been studied on this form of aggressive behavior in male rats using the threshold method described in Kruk et al. (1979).

Fig. 3 shows examples of drug-induced changes in this model. The changes in thresholds for aggression, teeth chattering and locomotion after eltoprazine, chlordiazepoxide and haloperidol are given in percent. Eltoprazine clearly enhanced the threshold for aggression and only slightly for teeth chattering, whereas the threshold for locomotion was even decreased, indicating the specificity of action on aggression. Haloperidol enhanced aggression, teeth chattering (slightly), and locomotion thresholds (which could not even be measured) at the same time. This stresses the nonspecific effect of haloperidol. Chlordiazepoxide had no effect on aggression and teeth chattering thresholds at lower doses, but enhanced the thresholds for locomotion and aggression moderately at the highest dose, presumably indicating the presence of muscle relaxation.

One of the more attractive features of this model is that the rat is offensively aggressive in a context that does not normally evoke aggression. The test arena is not the home cage of the experimental animal and before or after the electrical stimulation social investigation and exploration occur. Thus the induction of aggression by electrical stimulation occurs outside the normal context, but the topography of the attacks strongly resembles very intense aggressive behavior. If a compound reduces this form of aggression without deleterious side effects, it forms a strong argument for potential use in human pathological aggression, where we have argued that the functionality of aggression depends upon the context. From an ethopharmacological viewpoint this model is more artificial than, for instance, resident-intruder aggression, but it finds its place within the other models especially for the reasons mentioned.

Maternal Offensive Behavior

Although males of a species are generally more apt than females to exhibit attack behaviors in a variety of situations (Moyer 1976), females do too. The maternal aggression model, for example, depends upon the fact that a lactating female rat with young will exhibit offensive behaviors toward a wide variety of intruders. This behavior is most pronounced during the first part of the lactating period (Erskine et al. 1978; Olivier and Mos 1986a). Because the critical stimulus is clearly the proximity of some threatening object to the female's young, some authors (Moyer 1976) have suggested the behavior is essentially defensive. However, these behaviors can be considered as offensive (van der Poel et al. 1984). We concur with this view because

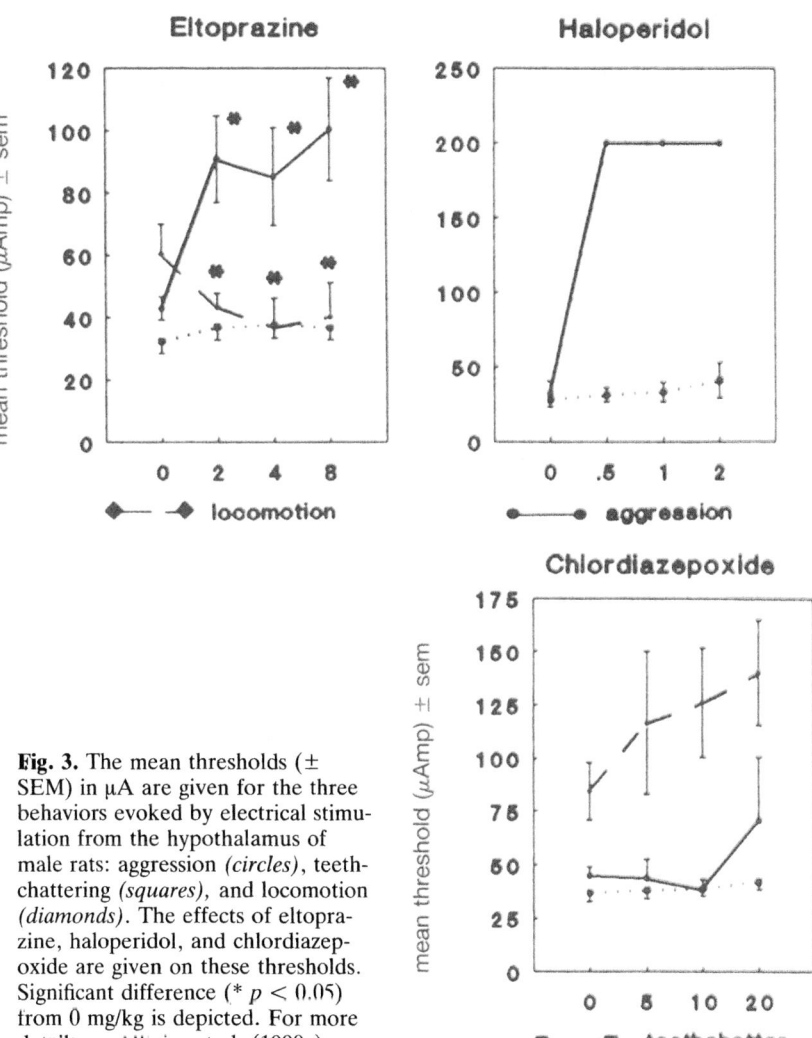

Fig. 3. The mean thresholds (± SEM) in μA are given for the three behaviors evoked by electrical stimulation from the hypothalamus of male rats: aggression *(circles)*, teeth-chattering *(squares)*, and locomotion *(diamonds)*. The effects of eltoprazine, haloperidol, and chlordiazepoxide are given on these thresholds. Significant difference (* $p < 0.05$) from 0 mg/kg is depicted. For more details see Olivier et al. (1990a)

female behavior in this model is clearly self-initiated, pro-active and not necessarily in reaction to any threat initiated by the intruder.

For testing experimental drugs, the lactation period between 3–12 days after birth was used as this appeared to be a relatively stable period to perform aggression tests using each female as its own control (Olivier et al. 1985; Olivier and Mos 1986a). Detailed studies into the behavior structure of this maternal aggression revealed a period of fairly stable aggression levels during day 3–12 postpartum (Olivier and Mos 1986a).

We developed this model further for use in psychopharmacology (Mos et al. 1989, 1990) and have tested many different compounds from various therapeutic and chemical classes. To exemplify the results of these studies Fig. 4 shows how eltoprazine, haloperidol and chlordiazepoxide affect the female's behavior. Eltoprazine reduced aggression but did not significantly alter other behaviors. Haloperidol was tested at low doses only and did not significantly decrease aggression, although inactivity already increased at the highest dose tested. Chlordiazepoxide, however, increased aggression at low doses. The bell-shaped curve after chlordiazepoxide suggests that at higher doses counterforces like muscle relaxation prevent the increased aggression. It is clear from these examples that different profiles of action can be obtained from different classes of drugs in this model of naturalistic and adaptive aggression. Haloperidol is sedatory, but no doubt antiaggressive at higher doses and chlordiazepoxide even has proaggressive actions, which also applies to other benzodiazepines (Mos and Olivier 1989; Olivier et al. 1991). A more specific profile of action is observed after administration of serotonergic compounds such as eltoprazine, agonists acting at the $5\text{-HT}_{1A/1B}$ (5-hydroxytryptamine) receptor. One of the special advantages of this model is the fact that such a clearly different neurochemical and environmental background subserves this behavior. Yet, this intense form of aggression is a reaction quite similar to that after drug treatment as observed in, for instance, resident-intruder aggression. It thus adds significantly to the animal models available to study aggression.

Models of Defensive Behavior

Those forms of agonistic behavior in which elements of initiative and approach prevail belong to the offensive repertoire which is characterized by initiative, attack, and similar pro-active behaviors. This contrasts with the defensive repertoire, which is characterized by submission, flight and similar reactive behaviors. Fighting, when it occurs in a defensive animal, is merely a reaction to attack. Other defensive behaviors such as flight or submission are apparently intended to escape from or prevent further agonistic interactions (Dixon and Kasermann 1987). Some of the drugs known to suppress offensive behaviors effectively have highly undesirable effects on defensive

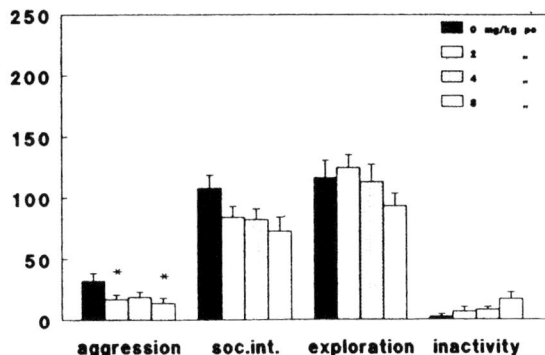

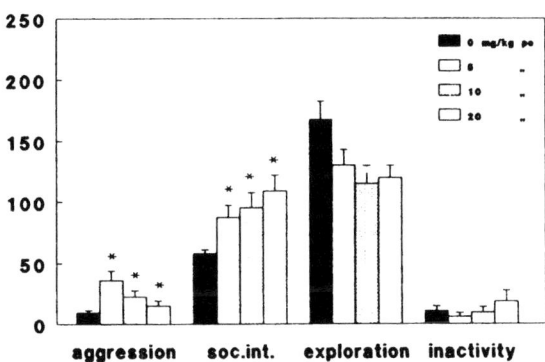

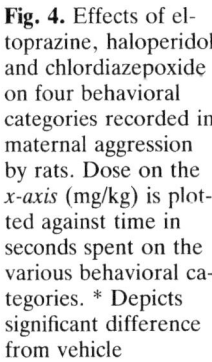

Fig. 4. Effects of eltoprazine, haloperidol and chlordiazepoxide on four behavioral categories recorded in maternal aggression by rats. Dose on the x-axis (mg/kg) is plotted against time in seconds spent on the various behavioral categories. * Depicts significant difference from vehicle

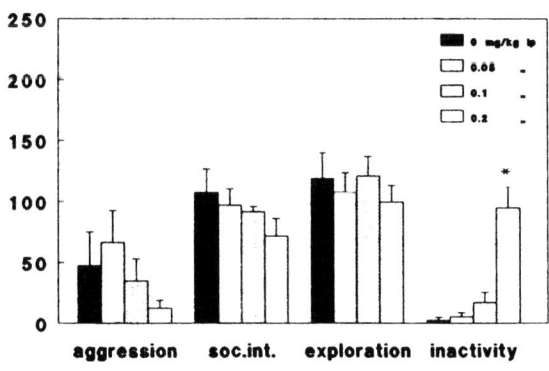

ones. For example, neuroleptics inhibit all activities, including social interest and defensive reactions.

It should also be pointed out that aggressive behavior is, in evolutionary terms, a necessary component of the total behavioral repertoire. Therefore, drugs which may be useful in pathological behavior should ideally inhibit offensive components, but should not inhibit initiative, as in social interaction, defensive and flight behaviors or other activities required for self-preservation. Consequently, we routinely test putative antiaggressive agents for effects upon the defensive behavioral repertoire.

One of the most frequently used models in studying the psychopharmacology of aggression is foot shock-induced defense or pain-induced aggression in mice or rats (Sheard 1981). Another, less frequently used, but more natural model of defensive behavior used the resident-intruder paradigm, but focuses upon the intruder who must defend itself effectively against attack by a conspecific (Mos et al. 1987; Olivier and Mos 1986b).

Pain-Induced Defensive Behavior

A widely used „aggression model" in pharmacology is foot shock- or pain-induced aggression (Ulrich and Azrin 1962), in which agonistic behavior is elicited typically by delivering an electrical shock to the hind paws of a pair of rats or mice. While either or both animals may attack, the behavior is now conceived as defensive (Blanchard et al. 1977a, b; 1978), in part because the animals mutually exhibit typical, upright defensive postures and squealing. Although these reactions are well integrated, no complete sequences of fighting and no offensive threat displays are present.

Although this model has been extensively used to assess antiaggressive activity of drugs, a confounding factor in the model is that the behavior-releasing stimulus (pain) can be masked by analgesic properties of psychoactive drugs. This fact, together with the very restricted behavioral repertoire in this paradigm, limits the utility of this defensive model in characterizing the antiaggressive properties of drugs.

However, a useful feature of the model is that the induced defensive behavior may be used to discriminate drug effects in this highly artificial model from naturally occurring behaviors. Table 3 summarizes the results of our experiments on prototypical compounds in a modification of the method described by Tedeschi et al. (1959). Eltoprazine did not suppress the defensive fighting and had no effects on paralysis measured as the ability of mice hanging by their forelimbs from a thin

Table 3. Effect of drugs on foot shock-induced defense (D) and paralysis (P) in male mice

Compound	Oral ED_{50} value (mg/kg)		ratio P/D
	defense	paralysis	
Eltoprazine	> 46.4	> 46.4	n.d.
Diazepam	6.8	2.5	0.4
Chlordiazepoxide	15.4	11.7	0.76
Chlorpromazine	8.2	7.3	0.91

The ED_{50} values for antidefensive activity or paralysis are given as well as the ratio. A higher ratio indicates a more specific effect. For details see Olivier et al. (1990a); n.d., not determinable

bar to bring their hindlimbs onto the bar. Diazepam and chlordiazepoxide did reduce defensive fighting at doses roughly equal to those leading to muscle relaxation. A similar effect was observed after chlorpromazine.

It is noteworthy that eltoprazine differs so much from the other compounds in the sense that neither defense nor muscle relaxation are affected. This stresses the unique profile of eltoprazine in suppressing offensive aggression, leaving defense intact. This profile of action is also clear from the following model of defense in a more natural context.

The Intruder Model of Defensive Behavior

A more natural model of defensive behavior is that which considers the behavior of the intruder in resident-intruder or maternal aggression. Study of this defensive behavior reveals that defending rats have special tactics to protect the more vulnerable parts of their bodies (Blanchard and Blanchard 1977; Blanchard et al. 1977b). In unconstrained situations, animals on the defense usually flee from the territory of the residential male or lactating female, but when this is impossible, as is often the case in laboratory settings, they defend themselves by flight, crouching, upright defensive postures, emission of ultrasounds and submissive postures. Generally these behaviors aim at protecting the back, the area where most wounds are inflicted by attacking rats (Mos et al. 1984).

Although this model involves at least two rats, an offensive and a defensive one, it gives the opportunity to measure the capacities of the defending animal when it is treated with a drug. When the behavior of the defender is assessed by ethological methods, this model gives a very powerful and subtle way to describe the effects of drugs. Despite its obvious advantages, this defensive model has only found limited use in psychopharmacological research in aggression (Olivier and Mos 1986b; Olivier et al. 1990a).

Fig. 5 shows the effects of acute treatment of the intruders with eltoprazine, haloperidol and chlordiazepoxide on their behavior when confronted with a lactating female. Treatment of the intruder did not modify the number of attacks by the lactating female. Thus while treatment of the female modifies the attacks, the females do not change their strategy if the opponent's behavior is modified. In the right column of the figure, the behavior of the intruder is depicted in three categories. Eltoprazine did not significantly change the behavior of the intruder, i.e., the animals were capable of adequate defense. Immobility tended to increase, but this could also be part of freezing as part of defensive behavior. Chlordiazepoxide did not modify the behavior of intruders, whereas it does change the lactating female if she is treated. Haloperidol administered to the intruders changed their behavior. There was a strong, dose-dependent increase in immobility and a trend to decreased defense although this did not reach significance.

The data suggest that eltoprazine, while inhibiting attacks in offensive aggression models, does not interfere with adaptive defensive responses. The intruders are not attacked more often than vehicle-treated counterparts, nor is their defensive repertoire consisting of various behavioral acts such as upright posture, flight, crouching etc. affected. The effectiveness of eltoprazine to suppress offense is not necessarily linked to defensive capacities as is observed for haloperidol, which sedates animals and consequently interferes with almost any behavior that is likely to occur in the given situation. This more naturalistic assessment of defense clearly shows the differentiation of actions by serenics and other compounds that affect aggression. Summarizing, it can be concluded that serenics do not suppress defensive aggression, whereas other compounds may disrupt defensive behaviors at nonsedating doses, but clearly do not improve defensive capacities.

General Discussion and Conclusions

In general, the animal models most readily accepted as a basis for predicting responses in humans are those which are homologous, i.e., in which both the condition being observed and its etiology are demon-

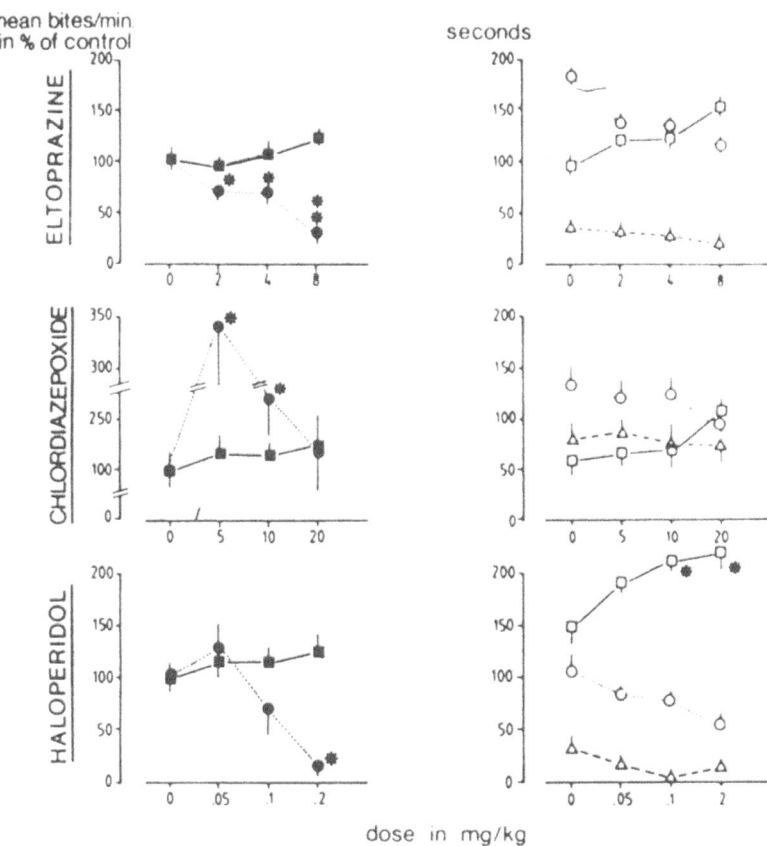

Fig. 5. The effect of three psychotropic drugs on offensive behavior of lactating females *(left-hand panel)* or defensive behavior of the male intruder *(right-hand panel)*. In the *left-hand panel* either the lactating female is treated (direct drug effects) or the male opponent (indirect drug effect), but in both cases the behavior of the female is recorded. In the *left-hand panel* the mean bites/min (± SEM) as percentage of control (= 100%) are used, in the *right-hand panel* mean duration (± SEM) in seconds. * ($p < 0.05$) denotes significant difference from vehicle (0 mg/kg)

strably similar to that in humans. Examples might include suppression of bacterial infections by antibiotics. Needless to say that few, if any, animal models of psychiatric dysfunction can be considered homologous, if only because the etiology of these conditions in humans is unknown. Lacking homologous models, isomorphic models – in which the observed condition is apparently similar even if the etiology is not

– may be fairly readily accepted. However, even this is not the case for pathological aggression. Finally, there are many models in which neither the condition nor the etiology can be clearly linked with the disease being modeled, but in which there is empirical value either for the disorder or some aspect of its therapy. In psychopharmacology, the evidence is usually the discovery that agents with some therapeutic activity in man consistently covary with some response in an animal model, for example, neuroleptics. For antiaggressive compounds, indeed, there are no homologous or isomorphic models, but two important facts need to be considered. First, it is clear that those compounds that are effective in „controlling" pathological human aggression such as neuroleptics and high doses of benzodiazepines are also effective in reducing aggression in models of functional aggression. Second, the use of ethopharmacological approaches has enabled the development of compounds which do have significant antiaggressive actions, but which do not disturb normal ongoing behavior such as exploration and social interest. Moreover, these compounds do not lead to sedation or muscle relaxation or other nonspecific blockade of aggression, nor do they disrupt adequate defensive and flight responses to being attacked.

Although these facts do not necessarily predict the efficacy of novel antiaggressive compounds in humans, they form a solid basis for developing compounds with a profile of antiaggressive action superior to current treatment. Finally, it should be realized that the generality of the concept of territoriality in animals and humans strongly supports the idea that at least the relevant neurobiological mechanisms are involved. Whether these mechanisms are „abnormal" in pathological aggression and consequently animal models predictive for human efficacy remains to be established for the serenics currently being tested in clinical settings.

Acknowledgement. We thank Marijke Mulder for her excellent technical assistance.

References

Adams DB (1976) The relation of scent-marking, olfactory investigation, and specific postures in the isolation-induced fighting of rats. Behaviour 56:286–297

Adams DB (1979) Brain mechanisms for offense, defense and submission. Behav Brain Sci 2:201–241

Archer J (1976) The organization of aggression and fear in vertebrates. In: Bateson PPG, Klopfer P (eds) Perspectives in ethology, vol 2. Plenum, New York, pp 231–298
Baerends GP (1973) The ethological approach to human behaviour. In: Baerends GP (ed) Ethology, the biology of behaviour. Pudoc, Wageningen, pp 288–324
Barnett SA (1975) The rat. A study of behaviour. University of Chicago Press, Chicago
Blanchard RJ, Blanchard DC (1977) Aggressive behaviour in the rat. Behav Biol 21:197–224
Blanchard RJ, Blanchard DC, Takahashi LK (1977a) Reflexive fighting in the albino rat: aggressive or defensive behaviour? Aggr Behav 3:145–155
Blanchard RJ, Blanchard DC, Takahashi T, Kelley MJ (1977b) Attack and defensive behaviour in the albino rat. Anim Behav 25:622–634
Blanchard RJ, Blanchard DC, Takahashi LK (1978) Pain and aggression in the rat. Behav Biol 23:291–305
Blanchard RJ, O'Donnell V, Blanchard DC (1979) Attack and defensive behaviours in the albino mouse. Aggr Behav 5:341–352
Brain PF (1975) What does individual housing mean to a mouse? Life Sci 16:187–200
Cherek DR, Steinberg JL (1987) Psychopharmacology of human aggression: laboratory studies. In: Olivier B, Mos J, Brain PF (eds) Ethopharmacology of agonistic behaviour in animals and humans. Nyhoff, Dordrecht, pp 245–256
Dixon AK (1982) Ethopharmacology: a new way to analyse drug effects on behaviour. Triangle (Engl Ed) 21:95–105
Dixon AK, Kaesermann HP (1987) Ethopharmacology of flight behaviour. In: Olivier B, Mos J, Brain PF (eds) Ethopharmacology of agonistic behaviour in animals and humans. Nyhoff, Dordrecht, pp 46–79
Erskine MS, Denenberg VH, Goldman BD (1978) Aggression in the lactating rat: effects of intruder age and test arena. Behav Biol 23:52–66
Garattini S, Valzelli L (1981) Is the isolated animal a possible model for phobia and anxiety? Prog Neuropsychopharmacol 5:159–165
Grant EC, Mackintosh JH (1963) A comparison of the social postures of some common laboratory rodents. Behaviour 21:246–259
Huntingford F, Turner A (1987) Animal conflict. Chapman and Hall, London
Janssen PAJ, Jageman AH, Niemegiers JE (1959) Effects of various drugs on isolation-induced fighting behaviour of male mice. J Pharmacol Exp Ther 125:471–475
Janssen PAJ, Jagenau AHM, Schellekens KHJ (1960) Chemistry and pharmacology of compounds related to 4-(4-hydroxy-4-phenyl-piperidino)-butyrophenone. IV. Influence of haloperidol (R 1625) and of chlorpromazine on the behavior of rats in an unfamiliair „open field" situation. Psychopharmacologia 1:389–392
Krsiak M (1974) Behavioural changes and aggressivity evoked by drugs in mice. Res Commun Chem Pathol Pharmacol 7:253–257
Krsiak M (1975) Timid singly-housed mice: their value in prediction of psychotropic activity of drugs. Br J Pharmacol 55:141–150
Kruk MR, van der Poel AM (1980) Is there evidence for a neural correlate of an aggressive behavioural system in the hypothalamus of the rat? Prog Brain Res 53:385–390
Kruk MR, van der Poel AM, De Vos-Frerichs TP (1979) The induction of aggressive behaviour by electrical stimulation in the hypothalamus of male rats. Behaviour 70:292–322

Kruk MR, van der Poel AM, Meelis W, Hermans J, Mostert PG, Mos J, Lohman AHM (1983) Discriminant analysis of the localization of aggression-inducing electrode placements in the hypothalamus of male rats. Brain Res 260:61–79

Kruk MR, van der Laan CE, Meelis W, Phillips RE, Mos J, van der Poel AM (1984) Brain-stimulation induced agonistic behaviour: a novel paradigm in ethopharmacological aggression research. In: Miczek KA, Kruk MR, Olivier B (eds) Ethopharmacological aggression research. Liss, New York, pp 157–177

Kruk MR, van der Poel AM, Lammers JHCM, Hagg T, De Hey AMDM, Oostvegel SW (1987) Ethopharmacology of hypothalamic aggression in the rat. In: Olivier B, Mos J, Brain PF (eds) Ethopharmacology of agonistic behaviour in animals and humans. Nijhoff, Dordrecht, pp 33–45

Lammers JHCM, Meelis W, Kruk MR, van der Poel AM (1987) Hypothalamic substrates for brain stimulation-induced grooming, digging and circling in the rat. Brain Res 418:1–19

Lammers JHCM, Kruk MR, Meelis W, van der Poel AM (1988a) Hypothalamic substrates for brain stimulation-induced patterns of locomotion and escape jumps in the rat. Brain Res 449:294–310

Lammers JHCM, Kruk MR, Meelis W, van der Poel AM (1988b) Hypothalamic substrates for brain stimulation-induced attack, teeth-chattering and social grooming in the rat. Brain Res 449:311–327

Lehman MN, Adams DB (1977) A statistical and motivational analysis of the social behaviours of the male laboratory rat. Behavioural 61:238–275

Lore R, Flanelly K (1977) Rat societies. Sci Am 236:106–116

Malick JB (1979) The pharmacology of isolation-induced aggressive behaviour in mice. Curr Dev Psychopharmacol 5:1–27

Malmberg M (1980) Human territoriality: survey of behavioural territories in man with preliminary analysis and discussion of meaning. Mouton, The Hague

Miczek KA (1979) A new test for aggression in rats without aversive stimulation: differential effects of d-amphetamine and cocaine. Psychopharmacology 60:253–259

Miczek KA (1983) Ethopharmacology: primate models of neuropsychiatric disorders. Liss, New York

Miczek KA (1987) The psychopharmacology of aggression. In: Iversen LL, Iversen SD, Snyder SH (eds) Handbook of psychopharmacology, vol 19. Plenum, pp 183–328

Miczek KA, Barry H (1976) Pharmacology of sex and aggression. In: Glick SD, Goldfarb J (eds) Behavioural pharmacology. Mosby, St. Louis, pp 176–257

Miczek KA, Krsiak M (1979) Drug effects on agonistic behaviour. In: Thompson T, Dews PB (eds) Advances in behavioural pharmacology, vol 2. Academic, New York, pp 87–162

Miczek KA, Kruk MR, Olivier B (1984) Ethopharmacological aggression research. Liss, New York

Mos J, Olivier B (1988) Differential effects of selected psychoactive drugs on dominant and subordinate male rats housed in a colony. Neurosci Res 2:29–36

Mos J, Olivier B (1989) Quantitative and comparative analyses of pro-aggressive actions of benzodiazepines in maternal aggression of rats. Psychopharmacology 97:152–153

Mos J, Olivier B, van Oorschot R, Dijkstra H (1984) Different test situations for measuring offensive aggression in male rats do not result in the same wound patterns. Physiol Behav 32:453–456

Mos J, Olivier B, van Oorschot R (1987) Maternal aggression towards different sized male opponents: effect of chlordiazepoxide treatment of the mothers and d-amphetamine treatment of the intruders. Pharmacol Biochem Behav 26:577–584

Mos J, Olivier B, van Oorschot R, van Aken JMA, Zethof T (1989) Experimental and ethological aspects of maternal aggression in rats: five years of observations. In: Blanchard RJ, Brain PF, Blanchard DC, Parmigiani S (eds) Ethoexperimental analysis of behaviour. Kluwer, Dordrecht, pp 385–398

Mos J, Olivier B, van Oorschot R (1990) Behavioural and neuropharmacological aspects of maternal aggression in rodents. Aggr Behav 16:145–163

Moyer KE (1968) Kinds of aggression and their physiological basis. Commun Behav Biol 2:65–87

Moyer KE (1976) The psychobiology of aggression. Harper and Row, New York

Olivier B (1981) Selective anti-aggressive properties of DU 27725: ethological analyses of intermale and territorial aggression in the male rat. Pharmacol Biochem Behav 14 [Suppl 1]:61–77

Olivier B, Mos J (1986a) A female aggression paradigm for use in psychopharmacology: maternal agonistic behaviour in rats. In. Brain PF, Martin Ramirez J (eds) Cross-Disciplinary studies on aggression. University of Seville Press, Seville, pp 73–111

Olivier B, Mos J (1986b) Serenics and aggression. Stress Med 2:197–209

Olivier B, van Dalen D (1982) Social behaviour in rats and mice: an ethologically based model for differentiating psychoactive drugs. Aggr Behav 8:163–168

Olivier B, Olivier-Aardema RL, Wiepkema PR (1983) Effect of anterior hypothalamic and mammillary area lesions on territorial aggressive behaviour in male rats. Behav Brain Res 9:59–81

Olivier B, Mos J, van der Poel AM, Krijzer FNC, Kruk MR (1984a) Effects of a new psychoactive drug (DU 27716) on different models of rat agonistic behaviour and EEG. In: Blanchard DC, Flannelly KJ, Blanchard RJ (eds) Biological perspectives on aggression. Liss, New York, pp 261–279

Olivier B, van Aken H, Jaarsma I, van Oorschot R, Zethof T, Bradford LD (1984b) Behavioural effects of psychoactive drugs on agonistic behaviour of male territorial rats (resident-intruder paradigm). In: Miczek KA, Kruk MR, Olivier B (eds) Ethopharmacological aggression research. Liss, New York, pp 137–156

Olivier B, Mos J, van Oorschot R (1985) Maternal aggression in rats: lack of interaction between chlordiazepoxide and fluprazine. Psychopharmacology 88:40–43

Olivier B, van Dalen D, Hartog J (1986) A new class of psychoactive drugs. Drugs Future 11:473–494

Olivier B, Mos J, Brain PF (1987) Ethopharmacology of agonistic behaviour in animals and humans. Nijhoff, Dordrecht

Olivier B, Mos J, Rasmussen D (1990a) Behavioural pharmacology of the serenic, eltoprazine. Drug Metabol Drug Interact 8:31–83

Olivier B, Rasmussen DL, Raghoebar M, Mos J (1990b) Ethopharmacology: a creative approach to identification and characterisation of novel psychotropics. Drug Metabol Drug Interact 8:11–29

Olivier B, Mos J, Miczek KA (1991) Ethopharmacological studies of anxiolytics and aggression. Eur Neuropsychopharmacol 1:97–100

Poshivalov VP (1981) Pharmaco-ethological analysis of social behaviour of isolated mice. Pharmacol Biochem Behav 14 (Suppl 1):53–59

Ross SB, Ögren SO (1976) Anti-aggressive action of dopamine-beta-hydroxylase inhibitors in mice. J Pharm Pharmacol 28:590–592

Scott JP, Fredericson E (1951) The causes of fighting in mice and rats. Physiol Zool 24:273–309

Sheard MH (1981) Shock-induced fighting (SIF): psychopharmacology studies. Aggr Behav 7:41–49

Taylor SP (1967) Aggressive behaviour and physiological arousal as a function of provocation and the tendency to inhibit aggression. J Pers 35:297–310

Tedeschi RE, Tedeschi DH, Mucha A, Cook L, Mattis PA, Fellows EJ (1959) Effect of various centrally acting drugs on fighting behaviour of mice. J Pharmacol Exp Ther 125:28–34

Ulrich RE, Azrin NH (1962) Reflexive fighting in response to aversive stimulation. J Exp Anal Behav 5:511–520

Valzelli L (1969) Aggressive behaviour induced by isolation. In: Garattini S, Sigg SB (eds) Aggressive behaviour. Excerpta Medica, Amsterdam, pp 70–76

Valzelli L (1973) The „isolation syndrome" in mice. Psychopharmacologia 31:305–320

Valzelli L (1978) Psychopharmacology of aggression. Karger, Basel

Valzelli L, Giacalone E, Garattini S (1967) Pharmacological control of aggressive behaviour in mice. Eur J Pharmacol 2:144–146

van der Poel AM, Olivier B, Mos J, Kruk MR, Meelis W, van Aken JHM (1982) Antiaggressive effect of a new phenyl-piperazine compound (DU 27716) on hypothalamically induced behavioural activities. Pharmacol Biochem Behav 17:147–153

van der Poel AM, Mos J, Kruk MR, Olivier B (1984) A motivational analysis of ambivalent actions in the agonistic behaviour of rats in tests used to study the effects of drugs on aggression. In: Miczek KA, Kruk MR, Olivier B (eds) Ethopharmacological aggression research. Liss, New York, pp 115–135

van Hooff JARAM (1977) The adaptive meaning of aggressive behaviour. In: Wiepkema PR, van Hooff JARAM (eds) Aggressive behaviour – causes and functions. Bohn, Scheltema en Holkema, Utrecht, pp 5–27

Wiepkema PR (1987) Behavioural aspects of stress. In: Wiepkema PR, van Adrichem PWM (eds) Biology of stress in farm animals: an integrative approach. Nijhoff, Dordrecht, pp 113–133

Wilson EA (1975) Sociobiology. Belknap, Harvard University Press, Cambridge

Yen CY, Stanger RL, Millnam N (1959) Ataractic suppression of isolation-induced aggressive behaviour. Arch Int Pharmacodyn Ther 123:179–185

Yudofsky SC, Silver JM (1986) The overt aggression scale for objective rating of verbal and physical aggression. Am J Psychiatry 143:34–39

Erfassung von aggressivem und impulsivem Verhalten: Ansätze der Psychologie

WILHELM JANKE

Gegenstand der Aggressionspsychologie

Beiträge der experimentellen Psychologie

Der Beitrag der Psychologie zur Aggression beim Menschen basiert einerseits auf Daten, die im Rahmen der differentiellen Psychologie, der Diagnostik sowie der Entwicklungspsychologie gewonnen worden sind, andererseits existiert eine besonders umfangreiche experimentelle Forschung.

Im Rahmen der differentiellen Psychologie und Diagnostik wurden v. a. Daten mit Hilfe von Fragebogen beigesteuert. Die Entwicklungspsychologie/Schulpsychologie hat v. a. zur Konstruktion von Beobachtungsmethoden beigetragen.

Wie bei allen psychischen Phänomenen haben Psychologen auch bei der Aggression versucht, Regeln und Gesetzmäßigkeiten im Labor zu entdecken. Für den experimentellen Ansatz spricht, daß er besser als jeder andere gestattet, reproduzierbare Ergebnisse unter kontrollierten Bedingungen zu erhalten.

Bei der Aggression ist das Experiment jedoch besonders schwierig zu realisieren: Neben ethischen Problemen entstehen Probleme der Kommunikation und der Vertretbarkeit.

Vor allem aber kann das untersuchte Phänomen nicht vorausgesetzt werden. Es ist nur gelegentlich da. Es muß also provoziert oder wenigstens ausgelöst werden. Das ist aber sehr schwierig, weil sich ein Teil der Aggression auch gegen den Untersuchungsleiter richten könnte. Das darf natürlich wegen der aus methodischen Gründen zu fordernden Neutralität des Untersuchungsleiters nicht geschehen. Die experimentelle Psychologie der 60er und 70er Jahre hat nun das Problem, methodisch akzeptable Daten – damit sind intra- und intersubjektiv replizierbare gemeint – zu gewinnen, im wesentlichen durch einige nicht offene und hinterfragbare Strategien „gelöst". Die Probanden nehmen an einem Versuch teil, der 2fach unoffen ist:

Der Versuch wird mit einer „*Coverstory*" getarnt. Sie muß dem Probanden plausibel erscheinen und betrifft die Verschleierung des Untersuchungsziels und der mit den einzelnen Methoden verbundenen Meßabsichten.

Beispielsweise wird das Drücken einer Taste, mit dem dem „Opfer" ein elektrischer Schlag oder ein Lärmstoß *(vermeintlich)* zugefügt wird, als Bestrafungsprozedur für schlechtes Lernen begründet bzw. getarnt. Viele Versuche wurden mit einer sog. konföderierten Person durchgeführt. Diese ist entweder als Proband oder Koversuchsleiter durch die „Coverstory" getarnt. Die konföderierte Person spielt entsprechend der Versuchsvorgabe das Opfer („Victim") und/oder denjenigen, der provoziert (Aggressor).

Die Attribute des Opfers wurden vielfach variiert, so etwa gleich- oder gegengeschlechtlich, bekannt oder unbekannt, sympathisch oder unsympathisch, attraktiv oder unattraktiv, körperlich behindert oder nicht, Aggressor oder Nichtaggressor (mehrere Abstufungen), Leiden ausdrückend oder nicht ausdrückend.

Die Anzahl der vorliegenden experimentellen Untersuchungen beträgt wahrscheinlich einige tausend. Sie richten sich auf Fragen, wie sie in folgender Übersicht angeführt werden:

Modifikation der Aggression (Verminderung – Verstärkung)
z. B.
– durch Opferattribute (Aussehen, Verhalten);
→ durch Umweltbedingungen,
   die erregen (z. B. Lärm, Hitze),
   die inkompatible Reaktionen hervorrufen (z. B. Humor);
– durch Persönlichkeitsmerkmale des Aggressors
   (z. B. hohe Werte in Impulsivitätsskalen),

Induktion/Entstehung von Aggression
– spontan, d. h. ohne äußeren Anlaß,
– durch Provokation,
– als instrumentelle Handlung.

Die *Aggressionsarten*, die in den Paradigmen der 60er und 70er Jahre untersucht wurden, sind sehr begrenzt. Vorwiegend wurde *provozierte* physische Aggression in Form der vermeintlichen Zufügung von Schmerzreizen untersucht.

Aggressionsformen, wie sie bei Tieren regelmäßig untersucht werden, sind relativ wenig, wohl zu wenig beachtet worden, z. B. Territorialverteidigung. Allerdings liegen durchaus einige Befunde beim Menschen vor, die sich mit dem „persönlichen Raum" und dem sog. „Crowding" beschäftigen. Danach scheinen sich bestimmte Personen dadurch auszuzeichnen, daß sie einen größeren persönlichen Raum benötigen als andere. Bei Durchbrechen des persönlichen Raumes kann es zu aggressivem Verhalten kommen.

In jedem Fall haben die Ansätze der experimentellen Psychologie dazu geführt, mehrere Aggressionsformen zu differenzieren. Dies ist auch das Ergebnis der Tierforschung, wird aber in der Psychiatrie der Aggression meist nicht beachtet.

Beim Menschen sind die wichtigsten Aggressionsformen die Ärgeraggression, die instrumentelle Aggression und die spontane bzw. impulsive Aggression.

Inkonsistenz von Aggressivität: Problem der Wechselwirkungen

Was hat nun die laborexperimentelle Forschung erbracht? Insgesamt wird man feststellen müssen, daß sie eine Vielzahl von Regeln und Gesetzen, nach denen aggressives Verhalten abläuft, erarbeitet bzw. entdeckt hat.

Einige Beispiele sollen Ergebnisse und Probleme belegen.

Anonymität des Aggressors: In einer klassischen Untersuchung von Zimbardo (1969) wurden 2 Gruppen mit Probanden (Pbn) unterschiedlicher Anonymität verglichen. Die anonyme Gruppe, die aus 4 Pbn bestand, figurierte namenlos in einem verdunkelten Raum, die andere Gruppe betonte die Namen der als Aggressoren vorgesehenen Pbn usw. Als „Opfer" waren 2 Mädchen eingesetzt, die vor dem Versuch vom Versuchsleiter interviewt wurden. Das eine stellte sich als nett und das andere als obstinat und „bösartig" dar. Das 5-Minuten-Interview wurde den Aggressoren über Tonband vorgespielt. Danach wurde das Opfer eingestuft (passive Bedingung). In einem zweiten Durchgang bestand die Aufgabe darin, die Sympathie durch eine „aktive Einstufung", die durch die Zufügung von Schmerzreizen definiert war, zu bekunden.

Das Ergebnis war: Die Anonymen teilten wesentlich länger dauernde und stärkere elektrische Schläge aus als die Kontrollgruppe der Nicht-Anonymen.

Diese *Wechselwirkung* zwischen Aggression und der situativen Bedingung „anonym/nichtanonym" war aber nicht die einzige Feststellung. Es bestand auch eine Wechselwirkung zweiter Ordnung: Je nachdem, ob das Zielsubjekt („Opfer") als nett oder eher bösartig dargestellt wurde, wechselte die Aggressionsstärke im Verlauf des Versuchs. Sie nahm ab in der nichtanonymen Gruppe für das nette Opfer.

Es wäre leicht, noch einen Faktor mit mehreren Stufen hinzuzufügen. Ein Hauptergebnis der experimentellen psychologischen Aggressionsforschung ist: Aggressive Handlungen sind regelhaft von vorgefundenen, d. h. geschichteten, und von experimentell gesetzten Bedingungen, die als Modifikatoren oder Mediatoren wirken, abhängig.

Die Anzahl der Wechselwirkungen erbringenden Faktoren ist so groß, daß wir sie oft gar nicht mehr mit den konventionellen statistischen Methoden bestimmen können.

Bekanntlich sind Wechselwirkungen ab der dritten Ordnung schwer oder gar nicht reproduzierbar.

Dies bedeutet, daß „Aggressionsmessungen" in der Regel auf die Erhebungsbedingungen begrenzt sind und damit eine Generalisierung problematisch ist.

Der Diagnostiker steht also vor einem bislang nicht zu bewältigenden Dilemma, dem Problem der Wechselwirkungen zwischen Äußerungsform der Aggression und Persönlichkeitsmerkmalen.

Eine der vielen Wechselwirkungen betrifft die zwischen Äußerungsform der Aggression (etwa physische oder verbale Aggression) und Personmerkmalen. Eine solche Wechselwirkung ist fatal, denn sie bedeutet, daß je nach Personmerkmal eine Aggression *unterschiedlich* indiziert wird. Damit stößt die Diagnostik auf schwer lösbare Aufgaben, weil wir ja Personen nur dann vergleichend messen können, wenn eine Verhaltensweise bei jeder Person etwas Vergleichbares bedeutet.

Äußerungsform der Aggression und Geschlecht/Alter: Praktisch und theoretisch sehr bedeutsame Wechselwirkungen betreffen das Geschlecht und das Alter.

Zu den gesichertsten Befunden gehört die Aussage, daß Aggressivität bei Frauen sich weniger in physischer Aggression äußert als bei Männern. Mehrere Untersuchungsergebnisse bestätigen, daß Frauen unterschiedliche Aggressionsformen präferieren (z. B. Reinisch u. Sanders 1986).

Ähnliche Ergebnisse wurden für Personen unterschiedlichen Alters gefunden. Hier zeigt sich im ganzen eine Abnahme physischer und offener Aggression mit steigendem Alter.

Persönlichkeit und Aggression: Zweifach- und Dreifachwechselwirkungen zwischen Aggression und Persönlichkeitsmerkmalen sind die Regel.

Ein Beispiel aus einer Untersuchung mit 2 Persönlichkeitsmerkmalen (Hynan u. Grush 1986), nämlich Depressivität, Impulsivität und Aggression unter Provokation und Nicht-Provokationsbedingungen, kann diese Feststellung belegen.

In dieser Untersuchung ergab sich, daß hochimpulsive Personen nur dann erhöhte Aggressionswerte hatten, wenn auch ihre Depressivitätswerte hoch waren.

Schlußfolgerung: Die Vielzahl der antezedierenden Bedingungen, der modifizierenden Faktoren und die Vielzahl der Aggressionsformen schließen einfache Modelle zu einem gemeinsamen somatischen Mechanismus aus.

Kennzeichnung von Aggression

Definition einiger Begriffe

Die bisherigen Ausführungen machen klar, was schon mehrfach angedeutet wurde: Die grundsätzliche Schwierigkeit besteht in der Kennzeichnung der relevanten Phänomene. Es sollen deshalb einige Begriffe gekennzeichnet werden.

Aggression: Sie ist beabsichtigte oder tatsächliche Zufügung von Reizen, die einem anderen Subjekt oder einem Objekt Schaden oder Schmerz zufügen.

In der neueren Psychologie wird der Aspekt der Beabsichtigung, also die Intention, als entscheidendes Merkmal gesehen.

Archer u. Browne (1989) charakterisieren Aggression in einem vektoriellen Schema mit den 3 Komponenten Affekt (Ärger), Verhalten („injurious") und Absicht („intent").

In der Humanpsychologie ist die Komponente „Absicht" umstritten, auch wenn sie von vielen klassischen Autoren als essentiell angesehen wird.

Auch die emotionale Komponente wird von vielen Autoren als nichtessentiell angesehen.

Je nachdem, ob sie vorhanden ist, werden 2 basale Aggressionsarten unterschieden, die auch beim Tier ähnlich differenziert werden: *Ärgeraggression* oder *Irritationsaggression* („irritable aggression") und die *instrumentelle* Aggression.

Diese Unterscheidung wird Feshbach (1964) zugeschrieben.

Aggressivität: Aggressivität ist die individuelle Tendenz zu aggressivem Verhalten. Diese Tendenz wird indiziert bzw. erschlossen aus der Stärke, der Häufigkeit und der Dauer aggressiven Verhaltens.

Hinzu kommen Merkmale wie die Auslösbarkeit aggressiven Verhaltens. Diese kann definiert werden durch die Stärke der notwendigen Provokation und die Anzahl der Situationen, die Aggression auslösen.

Impulsives Verhalten, Impulsivität: Impulsives Verhalten kennzeichnet Verhalten, das durch seine Plötzlichkeit und Planlosigkeit gekennzeichnet ist.

Impulsivität ist die individuelle Tendenz, impulsives Verhalten zu zeigen.

Impulsivität wird von Eysenck (1977, 1983) als ein zum Bereich Extraversion/Introversion gehöriges Merkmal angesehen; andere betrachten es als ein der Extraversion verwandtes Merkmal oder auch als ein völlig unabhängiges Merkmal.

Von Gray (1973) wird Impulsivität als eine Dimension gesehen, die orthogonal zur Ängstlichkeit steht: Eine hohe Merkmalsausprägung kennzeichnet Personen, die hoch neurotisch und hoch extravertiert sind sowie eine hohe Empfänglichkeit für Belohnung und eine relativ niedrige für Bestrafung haben.

Personen mit niedriger Impulsivität sind wenig neurotisch und wenig extravertiert; sie haben eine niedrige Empfänglichkeit für Belohnung, im Vergleich dazu eine höhere für Bestrafung.

Psychopathie: Dieses Merkmal zeigt eine enge Beziehung zur Aggressivität. Nach der angloamerikanischen Begriffsbildung wird der Begriff für Personen benutzt, die zu antisozialem Verhalten tendieren.

Innerhalb des Persönlichkeitsschemas von Eysenck handelt es sich dabei um Personen, die hohe Neurotizismus-, Extraversions- und Psychotizismuswerte aufweisen.

Mehrere Autoren unterscheiden zwischen primärer und sekundärer Psychopathie. *Primäre Psychopathen* zeichnen sich dadurch aus, daß sie im Vergleich zu Neurotizismus- und Extraversionswerten hohe Psychotizismuswerte haben. *Sekundäre Psychopathen* haben besonders hohe Extraversions- und Neurotizismuswerte.

Ärger: Ärger wird als spezifische Emotion angesehen, auf die Merkmale auf mehreren Beobachtungsebenen hinweisen.

Indikatoren von Ärger auf verschiedenen Beobachtungsebenen sind:

Erlebensebene: Erlebnis der Erregtheit und Spannung und einer spezifischen Gefühlstönung („Ich ärgere mich").

Ausdrucksebene: Ausdrucksmerkmale wie Gesichtsrötung, muskuläre Anspannung (?).

Verhaltensebene: „Tendenz" zur Schädigung eines anderen Individuums oder Gegenstandes, die jedoch nicht manifest zum Ausdruck kommen muß. Die Tendenz kann sich auch gegen sich selbst richten (Ärger nach innen).

Somatische Ebene: Erhöhung von systolischem **und** diastolischem Blutdruck, Anstieg der Herzfrequenz, erhöhte Ausscheidung von Noradrenalin und Adrenalin.

Differenzierung von Aggressionsarten

Die Mehrheit der Autoren nimmt an, daß verschiedene Aggressionsformen zu unterscheiden sind.
Die dabei als wichtig angesehenen Kriterien schwanken. Als Differenzierungskriterien werden Ursachen und Auslöser, Mediatoren, Funktion, Äußerungsform, Richtung und somatische Grundlagen vorgeschlagen.
Im folgenden sind mögliche Differenzierungsaspekte von Aggressionsarten für den Humanbereich aufgelistet:

- **nach Vorhandensein von Auslösern**
  spontan,
  reaktiv;
- **nach Art der Auslöser**
  z. B.
  Frustrationsaggression,
  konditionierte Aggression;
- **nach Mediatoren**
  somatisch:
  physiologisch (z. B. vegetatives Arousal),
  biochemisch (z. B. Serotonin-Defizit, Noradrenalin-Hyperaktivität),
  psychisch:
  instrumentelle Aggression,
  schädigendes Verhalten,
  Emotionsärgeraggression;
- **nach Äußerungsform**
  Verhalten, Handlung (physisch),
  symbolisch (z. B. verbal, ausdruckshaft, z. B. mimisch wie Anstarren),
  Kognition (Denken, Vorstellung);
- **nach Manifestationsgrad und -art**
  direkt oder indirekt,
  offen oder verdeckt,
  handlungsbezogen oder gedanklich;
- **nach Richtung**
  Fremdaggression (Personen, Objekte),
  Selbstaggression (nach innen);
- **nach Funktion**
  als Äußerung einer emotional-affektiven Reaktion,
  als impulsive exogen ausgelöste Reaktion
  (impulsive Aggression nach Berkowitz),
  zur Beseitigung einer Barriere (instrumentell),
  zur Regulation erniedrigter Aktiviertheit (?).

Aggressionsarten oder Verhaltensarten

Die Vielfalt der Handlungen, die – oberflächlich betrachtet – „Aggression" sind, ist so groß, daß man annehmen muß, daß manche gemeinhin zum aggressiven Verhalten gerechnete Phänomene anderen Bereichen zuzuordnen sind.

Bestimmte gemeinhin der Aggression zugeordnete Handlungen, die zu Schädigung von Subjekten oder Gegenständen führen, gehören sicher nicht zum Konstrukt Aggression, wenn diese als ein Verhalten mit Schädigungsabsicht definiert wird. Dies meint, daß ein individuelles aggressives/impulsives Verhalten andere Konstrukte als Aggression indizieren kann, so etwa *Enthemmung* allgemeiner Verhaltensweisen, Verminderung von passivem Vermeidungsverhalten, Impulsivität, erhöhte *Suche nach Stimulation* („sensation seeking"). Offensichtlich ist aggressives Verhalten nicht immer aggressives Verhalten.

Bestimmte Verhaltensweisen haben Ursachen und Funktionen, die nicht im eigentlichen Sinne als zum Konstrukt Aggression zu rechnen sind.

Es erscheint demnach kaum denkbar, daß alle Manifestationen zu einem einzigen Konstrukt gehören.

Wichtige Beispiele für Verhaltensweisen, die nicht zum Konstrukt Aggression im definierten Sinne gehören, sind Stimulationssuche und impulsives Verhalten.

Aggression als Stimulationssuche bzw. Hypoarousal: Eine besonders wichtige Klasse von scheinbar aggressiven Handlungen ist offensichtlich Ausdruck von Stimulationssuche, die dazu dient, ein niedriges Erregtheitsniveau zu erhöhen.

Es ist wahrscheinlich, daß dies bei einer Gruppe von Psychopathen im Sinne der angloamerikanischen Terminologie der Fall ist. Viele Untersucher sind der Meinung, daß psychopathische Personen unfähig sind, Routine und Langeweile zu ertragen, was sich in einer ständigen Suche nach neuen und aufregenden Situationen äußert.

Die psychopathische Person ist demnach ständig bestrebt, ihr niedriges Arousal, das als unangenehm erlebt wird, zu erhöhen. Auf der Suche nach Stimulationen bevorzugen Psychopathen angsteinflößende Situationen gegenüber sicheren, aber langweiligen Situationen (Lykken 1957) und ziehen neuartige und komplexe Stimulierungen vor.

Auch Verhaltensweisen von Personen mit hohen Ausprägungsgraden des Merkmals „*sensation seeking*" können nicht als Ausdruck von Aggressionsmotivation gesehen werden.

Indikatoren von Aggression

Überblick

Einige Methoden, mit denen man erhofft hat, aggressives Verhalten erfassen zu können, sind im folgenden aufgeführt. Die Listung gilt im wesentlichen für erwachsene Gesunde.
Ein Potpourri von Methoden wird verwendet.

- **Selbstbeurteilungsmethoden**
  Habituell
  Hostility Inventory (Buss u. Durkee 1957)
  Fragebogen zur Erfassung von Aggressionsfaktoren (Hampel u. Selg 1975)
  Freiburger Persönlichkeitsinventar (Fahrenberg et al. 1984)
  State-Trait Personality Inventory (Hodapp 1988)
  SR-Inventar, Hostility (Endler u. Hunt 1968)
  Aktuell
  State-Trait Personality Inventory (Hodapp 1988)
  Eigenschaftswörterliste, Subtests Aggressivität/Gereiztheit
  (Janke et al. 1984)

- **Fremdbeurteilung** (Schätzskalen)
  Beobachtungsbogen für aggressives Verhalten von Kindern
  (Petermann u. Petermann 1990)
  Projektive Tests
  Analyse von Aggressionsinhalten im TAT
  Reaktionen im Bilder-Frustrationstest (Hörmann u. Moog 1957)
  Foto-Hand-Test (Selg et al. 1971)
  Verhaltensbeobachtung in Standardsituationen
  Physische Aggression gegen Personen/Objekte
  (z. B. Schul-, Gruppensituation)
  Reagibilitätsmessung (Reaktionen auf Provokation)
  Verbale Reaktionen
  Ausdruck
  Handlungen
  Verabreichung aversiver Reize (z. B. an Spielpartner)
  Zerstören von Gegenständen
  Wegnahme von positiven Verstärkern
  Somatische Reaktionen
  physiologische Indikatoren (z. B. Blutdruck, Herzfrequenz)
  chemische Indikatoren
  (z. B. Noradrenalin-Adrenalin-Verhältnis, MAO-B im Blut)

Einzelne Methoden

Die vorliegenden „etablierten" Methoden sind bei gesunden Erwachsenen fast durchweg sich auf habituelles Verhalten beziehende *Selbstbeurteilungs*methoden, bei Kindern und Patienten *Fremdbeurteilungs*methoden.

Selbstbeurteilungsfragebogen

Im normalpsychologischen Bereich bei Erwachsenen dominierte diese Testart bei weitem.

Entscheidend für diese Methoden ist, daß praktisch alle mehrdimensional sind, indem sie sich auf *mehrere* Aggressionsarten beziehen.

Merkmale, nach denen Subtests gebildet wurden, sind Aggressionsarten wie physische/verbale Aggression, direkte/indirekte Aggression, Ärger impliziert/nicht impliziert, Aggressionshemmung.

In der Übersicht in Tabelle 1 sind wichtige Fragebogen aufgelistet. Tabelle 1 gibt auch Details wieder.

Bewertung von Selbstbeurteilungsfragebogen: Der Vorteil von Selbstbeurteilungsfragebogen liegt natürlich in der Ökonomie und ihrer prinzipiellen Reichweite.

Sie richten sich auf Merkmale wie
– Frequenz aggressiver Handlungen,
– aggressionsauslösende Situationen (Anzahl und Art),
– Dauer einer Aggression,
– Regelmäßigkeit des Auftretens,
– Aggressionshemmungen.

Derartige Merkmale betreffen wesentliche Fragen. Sie sind mit Hilfe von Erhebungen im Feld und in experimentellen Anordnungen kaum oder mit einem meist nicht vertretbaren Aufwand zu erheben. Ein ganz wesentlicher Aspekt, der sehr schwer – außer über die Selbstbeurteilung – zu erfassen ist, betrifft *Aggressionshemmungen.* In mehreren Fragebogen gibt es eigene Skalen.

Nachteile von Selbstbeurteilungsfragebogen betreffen v. a. die Verfälschbarkeit. Es ist wahrscheinlich, daß es sich bei der Aggressivität um einen besonders anfälligen Bereich handelt.

Fremdbeurteilungsmethoden und Verhaltensbeobachtungen

„Etablierte" Methoden gibt es praktisch nur für Kinder. Beobachter und Beurteiler sind Eltern, Kindergartenpersonal und Lehrer. Verhal-

Tabelle 1. Kennzeichen einiger Selbstbeurteilungsverfahren

Name Autor	Anzahl Items	Kategorien/ Subtests	Itemmodus

Hostility
Inventory
(Buss u. Durkee 1957)
	75	– „assault"
		– „indirect
		  hostility"
		– „irritability"
		– „negativism"
		– „resentment"
		– „suspicion"
		– „verbal
		  hostility"
		– „guilt"
			ja–nein

Fragebogen zur
Erfassung von
Aggressionsfaktoren
(Hampel u. Selg 1975)
	66	spontane Aggression
		reaktive Aggression
		Erregbarkeit
		Depressivität
		  mit Selbstaggression
		Gewissensstrenge
		  mit Selbstaggression
			ja–nein

Hostilitäts- fragebogen (Bottenberg 1975)	28	spontane oder reaktive Aggression Aggressions- hemmung	Intensität 4stufig
State-Trait Personality Inv. (Hodapp 1988)	37, davon 18 Aggres- sion	–	Häufigkeit 4stufig
EWL 60 (Janke et al. 1984)	4	Subtest Ärger	Intensität 4stufig
EWL-E (Janke et al. 1988)	10	Subtest Ärger	Intensität 4stufig
SRI-AgR (Erdmann et al. 1991)	177	spezifische Ärger-Aggressions- Impulsivität- Reaktionen (15 Subtests)	Auftretens- wahrscheinlichkeit 7stufig
SRI-AgS (Erdmann et al. 1991)	216	14 Kategorien 35 Subtests	Auftretens- wahrscheinlichkeit 7stufig

tensbeobachtungen und Fremdbeurteilungsskalen für Patienten können in diesem Beitrag nicht dargestellt werden. In diesem Bereich besteht jedoch ein großer Mangel.

Verhaltensbeobachtung

Bei der Beobachtung des Verhaltens ist es möglich, verschiedene Beobachter heranzuziehen, was auch im Sinn von Ökonomie und Verfügbarkeit notwendig ist.

Im weiteren Sinne gehören auch Beobachtungen außerhalb festgelegter Situationen dazu.

Man unterscheidet neben der freien Beobachtung und Beschreibung Kategoriensysteme und Zeichensysteme (Selg 1991).

Bei den *Kategoriensystemen* geht es um die fortlaufende Beobachtung aller Verhaltensweisen und um ihre Einordnung in festgelegte Kategorien. Solche Systeme sind sehr zeitaufwendig und auch schwierig auszuwerten. Ausgearbeitete Systeme liegen leider nur für die Beobachtung von Kindern in Schulen vor.

Bei den *Zeichensystemen* geht es nur um die Beobachtung aggressiven Verhaltens nach vorgegebenen Klassen. So wurden z. B. von Mandel (1959) und Lischke (1972) folgende Klassen der Beobachtung zugrunde gelegt: spontane Fremdaggression, reaktive Fremdaggression, Selbstaggression, Aggression gegen Tiere, Aggression gegen Sachen (Destruktion), Opfer von Gefährtenaggression, Opfer von Erwachsenenaggression.

Verhaltensanalyse

Besonders bedeutsam ist die verhaltenstherapeutisch orientierte Verhaltensanalyse (vgl. auch Beitrag Linden in diesem Band). Hierbei geht es v. a. um die *funktionale Analyse*. Für ihre Einbeziehung waren u. a. Unzufriedenheit mit den Ergebnissen von Selbstbeurteilungsmethoden, das Bedürfnis nach Aufklärung der Entstehung und Verursachung einer aggressiven Handlung bedeutsam.

Im Kern geht es darum, ein Verhalten im Gefüge der antezedierenden äußeren und inneren Reizbedingungen S und der Verhaltenskonsequenzen C zu sehen. Als wichtige dritte Größe kommt dabei das Individuum hinzu mit seinen organismischen Gegebenheiten O, die sich aus angeborenen und gelernten Faktoren ergeben.

Bewertung der Verhaltensbeobachtung: Es kann kein Zweifel daran bestehen, daß Verhaltensbeobachtung grundsätzlich die Methode der Wahl sein müßte. Erfreulicherweise ist festzustellen, daß sie in den letzten Jahren wieder zunehmend an Bedeutung gewonnen hat. Diesen prinzipiell positiven Beiträgen stehen bislang noch unüberwindbare Barrieren entgegen. Ganz zu schweigen von dem Aufwand, sind objektive und reliable Daten auch technisch schwer zu gewinnen.

Reagibilitätsmessungen

Es handelt sich um Maße, die meist unter Laborstandardbedingungen erhoben werden, prinzipiell aber auch im Feld anwendbar sind. Der Proband wird mit mehr oder weniger spezifisch ansetzenden Reizen oder Situationen „provoziert".

In den klassischen Paradigmen wurden als Provokationsreize meist elektrische Schläge oder Lärmstöße verwendet, die jedoch nicht tatsächlich ausgeteilt wurden. Auch klassisch sind Provokationen durch kompetitive Spiele. Folgende Aggressionsmaße wurden oft in den klassischen Paradigmen eingesetzt:

Verbale Reaktionen gegen Angreifer oder Dritte
z. B. Anzahl und Art negativer Kommentare,
negative Bewertung/Beurteilung.

Subjektive emotionale Reaktionen
z. B. Skalierung von Ärger, Gereiztheit.

Ausdruck
z. B. Mimik, Gestik.

Handlungen
Verabreichung aversiver Reize z. B. an Spielpartner:
z. B. elektrische Schläge, Lärmstöße, Hitzereize,
   unfaires Verhalten,
   physischer Angriff;
Zerstören von Gegenständen:
z. B. des Verursachers,
Geldabzug beim Spielpartner.

Somatische Reaktionen
physiologische Indikatoren:
   Blutdruck,
   Herzfrequenz,
   Fingerdurchblutung,
   Atemfrequenz,
   Hautleitfähigkeit;
chemische Indikatoren:
   Noradrenalin, Adrenalin,
   Testosteron,
   Serotoninmetaboliten.

Die angeführten Maße könnten prinzipiell in einer einzigen Untersuchung verwendet werden. In der Regel wird aber eine mehrdimensionale Erfassung nicht durchgeführt; statt dessen wird Handlungsmaßen ein besonderes Gewicht zugeteilt.

Als Maße wurden dabei v. a. *Stärke, Anzahl* und *Dauer* verabreichter aversiver Reize verwendet.
Ausgelassen wurde ein wichtiges Maß, das in anderen Ansätzen zu erheben ist: Art und Anzahl der Zielsubjekte/-objekte.
Bewertung von Reagibilitätsproben: Grundsätzlich scheinen dem Labor entstammende Maße nicht sehr ökologisch valide zu sein. In mehreren Diskussionen wird auch darauf hingewiesen, daß die meisten Maße etwas esoterisch und nicht besonders überzeugend, teilweise lächerlich, wirken (vgl. dazu Archer 1989; Berkowitz 1989; Konecni 1984), so etwa das Zerstören einer Puppe oder die Zufügung von elektrischen Schlägen.

Die Befunde, die mit Reagibilitätsmaßen erhoben wurden, lassen sich aber trotzdem ganz optimistisch zusammenfassen:
1. Die Reaktionen in experimentellen Provokationsparadigmen sind reproduzierbar abhängig von systematischen *intra-* und *extraorganismischen* Variationen.
2. Die Ergebnisse verschiedener vergleichbarer Aggressionsprovokationsparadigmen korrespondieren. Daraus kann geschlossen werden, daß es sich nicht um lediglich situationsspezifisches Verhalten handelt.
3. Die externe Validität ist im ganzen gering. Dies gilt sicher für den *diagnostischen Ansatz* und weniger deutlich für die Generalisierbarkeit experimenteller Ergebnisse im nomothetischen Ansatz.

Im Kontext des diagnostischen Ansatzes wurden dementsprechend in der Regel niedrige Korrelationen zwischen Reagibilitätsproben auf der einen Seite und Selbstbeurteilungsdaten und registrierten Aggressionswerten im Feld auf der anderen Seite berichtet. Positive Befunde beziehen sich auf die Reproduzierbarkeit der im Labor gefundenen Ergebnisse im Feld.

Eine Ausnahme sei an einem naturalistischen Experiment von Baron erläutert (Baron 1983):

> In mehreren Laboruntersuchungen wurde die Hypothese verifiziert, daß Aggressionen vermindert oder blockiert werden bei Vorliegen ärgerinkompatibler Befindlichkeiten, z. B. bei positiver Stimmung. In einem Feldexperiment wurde nun Hupen bei Nichtanfahren des Vorfahrers bei „Grün" an einer Kreuzung als Aggressionsmaß benutzt. Unter einer Kontrollbedingung wurden 4 „inkompatible" Zustände induziert: Humor, erotische Stimulation, Mitgefühl (Empathie) und Ablenkung. Diese Bedingungen wurden durch raffiniert getarnte konföderierte Personen induziert. So ging etwa ein sehr leicht bekleidetes Mädchen über die Straße unter erotischen Anregungsbedingungen, ein Mädchen mit Krücken unter Empathiebedingungen.

Alle emotionalen Bedingungen verminderten die Hupaggression. Daß nicht einfach Ablenkung die Ursache war, geht aus der fehlenden signifikanten Abweichung unter Distraktionsbedingung hervor.

Alternative Methoden zur Erfassung von Aggression

Die Suche nach Indikatoren, die zum Bereich „nichtsozialer" Verhaltensweisen gehören, führt zu Methoden, die in „naturalistischen" Kontexten gewonnen werden.

Solche naturalistischen Methoden sind vielleicht besonders dazu geeignet, eine Brücke von der Laborforschung am Gesunden zur Forschung mit *pathologischen* Verhaltensweisen zu schlagen.

Die vorgeschlagenen Methoden entstammen unterschiedlichen Bereichen.

Aus diesen und anderen Gründen haben sich mehrere Autoren entweder ganz naturalistischen Methoden zugewandt oder experimentelle Ansätze mit naturalistischen Ansätzen zu verbinden versucht (Beispiele: Autohupen, Schlangespringen).

Von Archer und Browne (1989) wurde ein Buch mit dem Titel *„Human aggression: Naturalistic approaches"* herausgegeben. Die dabei vorgestellten Ansätze sind insgesamt unbefriedigend. Wichtig aber scheint das Bekenntnis für humanethologische Ansätze zu sein (Archer u. Browne 1989), die hoffentlich in Zukunft weiter ausgebaut und verwendet werden.

Induktion von Aggression

Überblick über Induktionsmethoden

Im folgenden sind Reize/Situationen aufgelistet, die in Provokationsbedingungen gebräuchlich sind:

Reizklassen bei der Provokation von Aggression im Labor
1. Aggressionsrelevante/bezogene Reize/Situationen
- ohne Erregtheitsinduktion:
  - aggressive Filme/Videos/Bilder/Geschichten,
  - ärgerliche/aggressive Personen in Umwelt/Situation,
  - ärgerlicher/aggressiver „Mitproband",
  - Waffen;
- mit Erregtheitsinduktion:
  - Wettkampf,
  - kompetitives Spiel.

Fortsetzung

2. *Aversive Reize* mit **Ärgerkontext**
   – Verabreichung von störendem Lärm,
   – Verabreichung von Schmerzreizen,
   – sozial induzierte Frustration,
   – Beleidigung, Kränkung,
   – ungerechtfertigte Kritik.
3. *Aversive Reize/Situationen* ohne **Ärgerkontext**
   – furchtinduzierende Reize (z. B. Androhung von Schmerzreizen),
   – starker Lärm,
   – hohe Temperatur,
   – Handlungsunterbrechung und Zielblockade,
   – starker Schmerzreiz,
   – Einbruch in Territorium, Verletzung des persönlichen Raumes.
4. *Beeinträchtigung in sozialen Situationen*
   – dominantes Verhalten anderer.
5. *Unspezifische erregtheitinduzierende Reize*
   • mit *positiver* Valenz:
     – lustige Bilder/Geschichten,
     – erotische Stimulation;
   • mit *negativer* Valenz:
     – Lärm,
     – Hitze,
     – Kälte.

Einige Reagibilitätsmessungen der beschriebenen Art haben in bestimmten *Provokationsparadigmen* seit mehreren Jahrzehnten der Aggressions-Grundlagenforschung in zahlreichen Untersuchungen als empirische Basis gedient.

Bis auf eine benutzen alle Provokationsmethoden im *Grundprinzip* die „Induktion von Erregtheit" (Arousal) in Kombination mit Reizen und Situationen, die mehr oder weniger spezifisch als Aggressionsauslöser wirken sollen.

Einige Paradigmen mit Beispielen
Aggressionsrelevante Reize/Situationen

Viele Untersuchungen wurden mit dem angeführten Ansatz im Zusammenhang mit lernpsychologischen Theorien sowie mit der Frage, ob durch Filme und Videos aggressive Handlungen ausgelöst oder gefördert werden können, durchgeführt.

Zu den interessantesten gehören Versuche, in denen aggressive Handlungen durch die vorherige Darbietung von Waffen auf Filmen oder in der Realität verstärkt wurden.

Derartige Untersuchungen wurden von der Berkowitz-Gruppe angeregt (zusammenfassend Berkowitz 1962, 1974, 1988, 1989a, b). Die Effekte sind nicht sehr stark und durch viele Faktoren modifizierbar.

Insgesamt ist aber klar, daß durch Präsentation von aggressionsrelevanten Reizen aggressive Handlungen verstärkt oder verlängert werden können. Allerdings scheint eine Voraussetzung dafür zu sein, daß sich die betreffende Person in einem ärgerlichen und/oder erregten Zustand befindet.

Von Berkowitz werden solche Befunde im Zusammenhang mit der impulsiven Aggressivität diskutiert.

Aversive Reize mit Ärgerkontext

In mehreren Untersuchungen wurde in unserer Arbeitsgruppe ungerechtfertigte Kritik als Provokation benutzt (Erdmann 1983; Erdmann u. Janke 1978).

Eine Provokationsmethode, die wir gegenwärtig zur Induktion von Ärger und von impulsiven Aggressionen benutzen, ist Handlungsunterbrechung mit ungerechtfertigter Kritik an der Arbeitsweise. Anordnungen, in denen aversive Reize oder Situationen realisiert wurden, die zu emotionalen Reaktionen, v. a. Ärger, führten, gehören im Prinzip zu den vielversprechendsten.

Sie wurden deshalb auch sehr häufig verwendet (zusammenfassend Geen u. Donnerstein 1983; Konecni 1984).

Einige „klassische" Anordnungen

Aggressionsmaschine nach Buss (1961)

Diese Anordnung ist die „klassische" Methode, mit der seit 30 Jahren viele Untersuchungen in der experimentellen Psychologie durchgeführt wurden.

Die Anordnung ist folgende: Der Proband hat die Funktion eines Lehrers zu übernehmen und kann einer anderen Person, die als Schüler fungiert, Strafreize in Form elektrischer Schläge oder Lärmstöße für begangene Fehler verabreichen.

Als Ziel wird die Untersuchung der Wirkung von Bestrafung auf das Lernen angegeben, da der anderen – fiktiven – Person („Schüler") bei falschen Antworten während einer Lernaufgabe über Tastendruck elektrische Schläge verabreicht werden sollen.

Die Intensität der Reize kann dabei für jeden Fehler durch Druck auf eine von 10 Tasten neu gewählt werden. Die Fehler des „Schülers" werden dabei durch das Aufleuchten einer Lampe angezeigt.
Es werden ca. 75 Durchgänge durchgeführt, wobei pro 10 Durchgänge ca. 4 Fehler auftreten.

Die Stärke der aggressiven Reaktion wird erfaßt durch die gewählte Reizintensität (Nummer der betätigten Taste), die Dauer der Reizapplikation (Dauer des Tastendrucks).

Kritischer Kommentar: Es wird nur eine Aggressionsart (physische Aggression) registriert. Weiterhin handelt es sich nicht um spontane Aggression, sondern um induziertes Verhalten, da der Proband gemäß der Instruktion handelt.

Von einigen Autoren wird die Frage gestellt, ob überhaupt Aggression untersucht wird, da der „Lehrer" nicht frustriert wird. Die ökologische Validität ist fraglich.

Cherek u. Steinberg (1987) bemängeln die nicht vorhandene Alternativreaktion. Des weiteren seien nur Dauer und Intensität der aggressiven Reaktion von der Versuchsperson variierbar, die Häufigkeit werde vom Versuchsleiter kontrolliert. Durch die fehlende Alternativreaktion seien außerdem nur unspezifische Präparateffekte aufzeigbar, da Veränderungen im aggressiven Verhalten durchaus aufgrund von Veränderungen der allgemeinen Aktivität zustande kämen. Eine spezifische aggressionsverändernde Wirkung sei aber nur im Vergleich zu nichtaggressiven Alternativreaktionen feststellbar.

Provokationsparadigma mit nichtaggressiven und aggressiven Verhaltensalternativen nach Cherek

Den Probanden wird mitgeteilt, daß sie an einem Forschungsprojekt zur Wirkung von Pharmaka auf Reaktionszeiten, informationsverarbeitende Prozesse, physiologische Maße und andere Verhaltensvariablen teilnehmen. Weiterhin wird erklärt, daß ihr Arbeitsplatz im Rahmen der Untersuchung mit dem einer gleichzeitig teilnehmenden Person elektronisch verschaltet wird.

Im Gegensatz zu anderen Paradigmen (Buss 1961; Taylor 1967) verfügt die Versuchsperson über mehrere Reaktionsalternativen (2 aggressive und 1 nichtaggressive).

- Nichtaggressive Option: durch Tastendruck A Geld verdienen. Dabei erhält sie für 100 Tastendrucke einen festen Betrag.
- Aggressive Option 1: durch Tastendruck B einer anderen Person Geld abziehen.
- Aggressive Option 2: durch Tastendruck C einer anderen Person einen Lärmstoß setzen.

Bei Taste B und C waren 10 Tastendrucke notwendig, um dem Partner einen Lärmstoß zu applizieren bzw. ihm eine Verstärkungseinheit abzuziehen (10 Francs).

Der Versuchsperson wird gesagt, daß ihrem Partner die gleichen Verhaltensweisen gegenüber ihr zur Verfügung stehen.

Den aktuellen Geldstand soll die Versuchsperson über einen Zähler überprüfen, auf dem Gewinne und Verluste sofort sichtbar werden. Die Anordnung von Cherek wurde in einer Arbeitsgruppe in mehreren pharmakopsychologischen Untersuchungen erprobt (zusammenfassend Cherek u. Steinberg 1987). Die Interpretation der Ergebnisse ist problematisch.

Kompetitive Reaktionszeitaufgabe nach Taylor (1967)

In dieser Anordnung erfolgt die Induktion von Aggression in einer Wettbewerbssituation. Der Proband kann einem vermeintlichen Gegner (Vertrauter des Versuchsleiters) immer dann aversive Reize verabreichen, wenn seine Reaktionszeit kürzer ist als die des Gegners. Umgekehrt bekommt der Proband aversive Reize verabreicht, wenn seine Reaktionszeit länger ist als die des Gegners. Als aversive Reize werden in der klassischen Anordnung elektrische Reize verabreicht, es werden aber auch Lärmstöße verwendet.

> In einem Versuch erfolgen 25 Durchgänge der Reaktionszeitaufgabe, in denen die Versuchsperson jeweils eine gedrückte Taste schneller loslassen soll als der Gegner.
> Vor jedem Durchgang wird die zu verabreichende Reizintensität festgelegt. Dann erfolgt ein Bereitschaftssignal, woraufhin die Versuchsperson eine Taste zu drücken hat. Auf das nun erscheinende Lichtsignal hin soll die Versuchsperson die gedrückte Taste so schnell wie möglich loslassen. Nach dem Durchgang erfolgt eine Rückmeldung über die im Falle einer langsameren Reaktion der Versuchsperson vom Gegner gewählte Reizstärke und den elektrischen Reiz selbst.

Als Aggressionsmaß wird die von der Versuchsperson gewählte Reizintensität erhoben.

Der Vorteil dieser Anordnung besteht in der Untersuchung von Interaktionen; Angriffe und ein Hochschaukeln der gewählten Intensität sind möglich.

Kritischer Kommentar: Der Nachteil besteht in der speziellen Wettbewerbssituation. Zudem kann aufgrund der simultanen Handlung beider Personen nur von einem begrenzten „Austausch" von Reaktionen gesprochen werden. Cherek u. Steinberg (1987) kritisieren auch hier die fehlende Alternativreaktion, weshalb auch in dieser Anordnung nur unspezifische Präparateffekte festgestellt werden können.

Anordnung nach Bond u. Lader (1986)

Diese Anordnung wurde in mehreren Psychopharmaka-Untersuchungen erprobt. Es handelt sich um eine Modifikation des Paradigmas von Taylor (1967). Statt der Provokationsmethode von Taylor (Elektroschocks) werden Lärmstöße verwendet.

Den Probanden wird zu Beginn der Untersuchung mitgeteilt, daß sie mit einer anderen Person an einer kompetitiven Reaktionszeitaufgabe teilnehmen.

Die Versuchsperson wird instruiert, zu Beginn eines jeden Durchgangs eine Lärmintensität (Skala 1–8, 70–105 dB) festzulegen. Diese Lärmintensität würde dann ihrem Gegner verabreicht werden, wenn dieser auf einen Reiz langsamer als die Versuchsperson reagiert. Ihr Konkurrent habe die gleiche Aufgabenstellung.

Kompetitive Anordnung von Hynan (1982)

Diese Anordnung weist einige Unterschiede zu den anderen auf; z. B. haben Proband und Zielsubjekt Blickkontakt, und es besteht kein Zwang, einen Schlag zu verabreichen.

Prisoner's Dilemma („mixed-motive game")

Es handelt sich hierbei um ein kompetitives Spiel um Geld, das aus der sog. Spieltheorie stammt. Die in der Aggressionsforschung verwendete Spielart ist in der einfachsten Form ein Zweipersonenspiel, bei dem es für jeden Spieler darum geht, im Verlaufe des Spiels ein Gewinnmaximum zu erzielen.

Den Spielern stehen mehrere Optionen zur Verfügung, im einfachsten Fall die Option „kompetitiv" und „kooperativ".

Anhand des folgenden Schemas sei das Prinzip erläutert:
Dieses Schema – eine sog. Pay-off-Matrix – dient jedem Spieler als Grundlage. Dabei hat er die Wahl zwischen einer kooperativen und einer kompetitiven Strategie.
In der Realität des Spieles spielt der Proband gegen einen mit dem Versuchsleiter konföderierten Mitspieler, der aber in der Regel heute durch einen PC ersetzt wird, der entweder kooperativ oder kompetitiv spielt.

		Spieler 2	
		kooperativ	kompetitiv
Spieler 1	kooperativ	1,1	1,3
	kompetitiv	3,1	–3,3

Ergebnisse zeigen, daß im kompetitiven Spiel erhebliche vegetative Reaktionen (Herzfrequenz) bei Männern auftreten. Frauen reagieren stärker im kooperativen Spiel (van Egeren 1979).

Bewertung von experimentellen Paradigmen

Die Ergebnisse insgesamt bewertend, läßt sich feststellen:
1. Es ist möglich, im Labor Handlungen auszulösen, die der Definition Aggression als absichtlicher „Schädigung" genügen.
2. Die induzierten Aggressionen sind intensitätsmäßig gering.
3. Insgesamt umfassen die Methoden nur ein winziges Spektrum möglicher aggressionsauslösender Reize und Situationen.
   Dieses ist in den klassischen Paradigmen nur auf einen sehr begrenzten Bereich bezogen, also auf kompetitive Spiele, auf Strafreize für fehlerhaftes Verhalten, auf aversive Reize im Wettbewerb, auf Geldabzug im Wettbewerb.
4. Einige Befunde sprechen dafür, daß die Ergebnisse experimenteller Paradigmen hinsichtlich der daraus abgeleiteten Regeln und Gesetzmäßigkeiten mit denen aus Feldansätzen übereinstimmen. Sie stellen Provokationen dar, die in ihrer Struktur stark abweichen von den meist Ich-bezogenen Situationen des Alltagslebens. Darüber hinaus ist es bei den Paradigmen von Buss, Taylor, Bond und Cherek vollkommen unklar, welches die Mediatoren sind.

Zielsetzungen der Aggressionspsychologie

Nachdem die abhängigen und unabhängigen Variablen in der Aggressionsforschung skizziert wurden, kehren wir zum Ausgangsproblem zurück.

Tabelle 2. Fragestellungen in der Aggressionsforschung

	Individuelle Kennwerte (Diagnostik)	Gruppenwerte (Forschung)
Aktuelles Verhalten (Zustand)	1,1	1,2
Habituelles Verhalten (Eigenschaft)	2,1	2,2

Aus Tabelle 2 ist ersichtlich, daß die Indikatorenfrage unterschiedliche Orientierungen betreffen kann.

Je nach Fragestellung sind die Erfassungsmethoden in ihren theoretischen Grundlagen und in ihrer Operationalisierung unterschiedlich.

Die Art der Operationalisierung hängt nicht nur von den Faktoren Diagnostik/Forschung und aktuelles/habituelles Verhalten, sondern von mehreren weiteren Bedingungen ab, v. a. von den zu untersuchenden Personen, z. B. gesund/krank.

Diagnostische Zielsetzungen

Die Diagnostik der Aggressivität steht vor einem Dilemma. Die Erfassung von Aggressivität ist praktisch problematisch, obwohl individuelle Unterschiede schon früh deutlich werden und eine langfristige Wiederholungsstabilität besteht. Dies hat Olweus (1978) in einer Metaanalyse mindestens für Kinder gezeigt.

Der Grund dafür ist, daß es *viele* aggressionsauslösende Reize und Situationen sind, die mit einer Vielzahl von Reaktionen beantwortet werden, wobei zwischen Situationen, Reaktionen und Individuen Wechselwirkungen bestehen.

Es ergibt sich deshalb die Notwendigkeit, das erfaßte aggressive/impulsive Verhalten sehr begrenzt in bezug auf spezifische Bedingungen (z. B. auf Auslöser, auf Handlungsart) zu interpretieren und Generalisierungen zu vermeiden.

Generalisierungen erscheinen nur bei Verwendung von multivariaten Stimulus-/Reaktionsansätzen möglich, die jedoch bislang nur als verbale Verfahren entwickelt wurden.

Der Wert einer Erfassungsmethode bemißt sich im Kontext eines theoretischen oder pragmatisch begründeten Konzepts (z. B. Sensitivität für Nachweis einer Intervention).

Im folgenden seien noch einige allgemeine Zielsetzungen der Aggressionsdiagnostik kurz skizziert:
- *Beschreibung der Charakteristika von aggressiven Handlungen:* Eine wichtige Zielsetzung bezieht sich auf ihre Merkmale.

Aggressive Handlungen sind charakterisierbar nach folgenden Merkmalen:
Stärke;
Auslösbarkeit
– Schwellen des Auslösereizes,
– Art des Auslösereizes,
– Vielfalt der Auslösereize;
zeitliche Merkmale
– Latenz,
– Dauer,
– Verlauf,
– Rückkehr;
Auftreten
– Häufigkeit,
– Auslöser.

- *Aggression als Ausdruck erregender und hemmender Prozesse:* Ein weiteres zentrales Problem bezieht sich auf die Erkennung der inneren Vorgänge, die zu einer Aggressionshandlung führen. Ärger und Aggression sind wie so viele emotionale und motivationale Prozesse durch 2 gegensätzliche Systeme reguliert – durch ein „Erregungs"- und ein „Hemm"system.

Eine Aggressionshandlung, etwa eine überstarke Aggression, kann Folge einer gestörten Balance von Erregung und Hemmung sein. *Fördernde* wie *hemmende* Prozesse können jeweils verstärkt oder geschwächt werden. Damit sind die im folgenden Schema dargestellten Fälle denkbar:

Aggression als Folge unterschiedlicher Bedingungen:

	Verstärkung	Schwächung
fördernde Prozesse	Aggression verstärkt	Aggression vermindert
hemmende Prozesse	Aggression vermindert	Aggression vermehrt (Disinhibition)

- *Hemmungsvorgänge und Aggression:* Zweifellos steht aggressives Verhalten in stärkstem Maße unter der Kontrolle hemmender Bedingungen. Der Untersuchung der Verfügbarkeit von Hemmungsprozessen kommt deshalb eine große Bedeutung zu.

Solche Hemmungsprozesse können psychischer oder somatischer Art sein. Zu den psychischen Hemmungsprozessen gehören Selbsterleben, Gewissensbisse, Schuldgefühle, internalisierte Normen, Individuation, inkompatible Reaktionsmöglichkeiten, Furcht.

Welche somatischen Prozesse Hemmungen aggressiven Verhaltens bewirken, ist im Rahmen von psychologischen Untersuchungen nicht zu erarbeiten. Es scheint aber bestimmte Hyperreaktivitäten zu geben, die auf eine gestörte Aktivität des septalen Systems hinweisen.

Möglicherweise handelt es sich dabei nach Gray (1983) und Fried (1972) aber um den Ausdruck eines sog. Hyperreaktivitätssyndroms, das vielfach beschrieben wurde (zusammenfassend Fried 1972).

Es äußert sich in überstarken Reaktionen auf Reize. Diese weisen auf die Funktion des Septums als Response-suppression-System hin – eine Funktion, die schon 1966 durch McCleary (1966) thematisiert wurde.

Neuerdings wird das Syndrom im Zusammenhang mit den Symptomen der Enthemmung diskutiert (Newman 1987). Diese könnten von großer Bedeutung für das Verständnis der Psychopathie wie der impulsiven und explosiblen Aggression sein.

Forschungsorientierte Zielsetzungen

Befürworter des experimentellen Ansatzes betonen, daß es lediglich darauf ankomme, ob der Proband die Situation so wahrnimmt, daß eine aggressive Reaktion angemessen sei (Berkowitz u. Donnerstein 1982; Berkowitz 1989).

Von Berkowitz wird immer wieder darauf hingewiesen, daß psychologische Paradigmen *nicht* das Ziel haben, das Aggressionsrepertoire eines Probanden oder Aggressionskennwerte der Population zu erfassen. Statt dessen dient Aggressionsforschung der Aufdeckung von Gesetzmäßigkeiten bezüglich Kausalfaktoren und bezüglich fördernder und hemmender Bedingungen. In jedem Fall ist natürlich die Frage nach der ökologischen Validität der experimentellen Maße nicht zu unterschlagen.

Die Frage ist aber: Was sind die Alternativen? Ökologisch valide Maße, die nicht reproduzierbar sind?

Es bleibt in jedem Fall festzuhalten, daß die Psychologie trotz vielfältiger und umfangreicher Forschung noch weit davon entfernt ist, für im „Alltag" auftretendes aggressives Verhalten hinreichend spezifische Ergebnisse und Erklärungen zu haben.

Literatur

Archer J (1989) From the laboratory to the community: Studying the natural history of aggression. In: Archer J, Browne K (eds) Human aggression: Naturalistic approaches. Routledge, London, pp 25–41
Archer J, Browne K (1989) Concepts and approaches to the study of aggression. In: Archer J, Browne K (eds) Human aggression: Naturalistic approaches. Routledge, London, pp 3–24
Baron RA (1983) The control of human aggression: A strategy based on incompatible responses. In: Geen RG, Donnerstein EI (eds) Aggression, Theoretical and empirical reviews. Academic Press, New York, Bd 2, pp 173–190
Berkowitz L (1962) Aggression: A social psychological analysis. McGraw-Hill, New York
Berkowitz L (1974) Some determinants of impulsive aggression: Role of mediated associations with reinforcements for aggression. Psychol Rev 81:165–176
Berkowitz L (1988) Frustrations, appraisals, and aversively stimulated aggression. Aggress Behav 14:1–11
Berkowitz L (1989a) Frustration-aggression hypothesis: Examination and reformulation. Psychol Bull 106:59–73
Berkowitz L (1989b) Laboratory experiments in the study of aggression. In: Archer J, Browne K (eds) Human aggression: Naturalistic approaches. Routledge, London, pp 42–61
Berkowitz L, Donnerstein E (1982) External validity is more than skin deep: Some answers to criticism of laboratory experiments. Am Psychol 37:245–257
Bond A, Lader M (1986) A method to elicit aggressive feelings and behavior via provocation. Biol Psychol 22:69–79
Bottenberg EH (1975) Aggressivität und perzipierte elterliche Erziehungsstile. Schweiz Z Psychol 34:129–140
Buss AH (1961) The psychology of aggression. Wiley, New York
Buss AH, Durkee A (1957) An inventory for assessing different kinds of hostility. J Consult Psychol 21:343–349
Cherek DR, Steinberg JL (1987) Psychopharmacology of human aggressions: laboratory studies. In: Olivier B, Mos J, Brain PF (eds) Ethopharmacology of agonistic behavior in animals and humans. Martinus Nijhoff Publishers, Dordrecht, pp 245–256
Endler NS, Hunt J McV (1968) S-R inventories of hostility and comparisons of the proportions of variance from persons, responses, and situations for hostility and anxiousness. J Pers Soc Psychol 9:309–315
Erdmann G (1983) Autonomic drugs as tools in differential psycho-pharmacology. In: Janke W (ed) Response variability to psychotropic drugs. Pergamon, Oxford, pp 275–292
Erdmann G, Janke W (1978) Interaction between physiological and cognitive determinants of emotions: Experimental studies on Schachter's theory of emotions. Biol Psychol 6:61–74

Erdmann G, Janke W, Netter P, Lehr (1991) Situations-Reaktions-Inventar zur Erfassung von aggressiven Reaktionen und aggressionsauslösenden Situationen. Unveröff Man Psychol Institut TU Berlin

Eysenck HJ (1977) Crime and personality (2. Aufl.). Routledge & Kegan, London

Eysenck HJ (1983) A biometrical-genetical analysis of impulsive and sensation seeking behavior. In: Zuckermann M (ed) Biological bases of sensation seeking, impulsivity, and anxiety. Lawrence Erlbaum Associates, London, pp 1–36

Fahrenberg J, Hampel R, Selg H (1984) Das Freiburger Persönlichkeitsinventar. Revidierte Fassung FPI-R und teilweise geänderte Fassung FPI-A1. Handanweisung. Hogrefe, Göttingen

Feshbach S (1964) The function of aggression and the regulation of aggressive drive. Psychol Rev 71:257–272

Fried PA (1972) Septum and behavior. A review. Psychol Bull 78:292–310

Gray JA (1973) Causal theories of personality and how to test them. In: Royce JR (ed) Multivariate analysis and psychological theory. Academic Press, London, pp 409–463

Gray JA (1983) Anxiety, personality and the brain. In: Gale A, Edwards JA (eds) Physiological correlates of human behavior, vol 3. Academic Press, London, pp 31–44

Hampel R, Selg H (1975) FAF. Fragebogen zur Erfassung von Aggressivitätsfaktoren. Hogrefe, Göttingen

Hodapp V (1988) Bericht über Entwicklungsarbeiten zum deutschen State-Trait-Persönlichkeitsinventar (STPI-G) (unveröff. Manuskript, Universität Düsseldorf, Institut für Physiologische Psychologie). Heinrich-Heine-Universität, Düsseldorf

Hörmann H, Moog W (1957) Der Rosenzweig P-F Test. Deutsche Bearbeitung der Rosenzweig „Picture Frustration Study". Form für Erwachsene. Hogrefe, Göttingen

Hynan MT (1982) Aggression in a competitive task. Psychol Rep 50:663–672

Hynan DJ, Grush JE (1986) Effects of impulsivity, depression, provocation, and time on aggressive behavior. J Res Pers 20:158–171

Janke W, Debus G, Hüppe M (1984) Die Selbstbeschreibungsform der Eigenschaftswörterliste (EWL 60-S) nach Janke und Debus. Psychologisches Institut I, Würzburg

Janke W, Debus G, Hüppe M, Kallus W, Schmidt-Atzert L (1988) Die EWL-E. Würzburg (unveröffentliches Manuskript)

Konecni VJ (1984) Methodological issues in human aggression research. In: Kaplan RM, Konecni VJ, Novaco RW (eds) Aggression in children and youth. Nijhoff, The Hague

Lischke G (1972) Unterschiede weiblicher und männlicher Aggressivität. In: Lischke G, Conze V (Hrsg) Aggression und Aggressionsbewältigung. Alber, München, S 152–155

Lykken D (1957) A study of anxiety in the sociopathic personality. J Abnorm Soc Psychol 55:6–10

Mandel R (1959) Die Aggressivität bei Schülern. Huber, Bern

McCleary RA (1966) Response-modulating functions of the limbic system: Initiation and suppression. In: Stellar E, Sprague JM (eds) Progress in physiological psychology Bd 1. Academic, New York

Neuman JP (1987) Reaction to punishment in extraverts and psychopaths: Implications for the impulsive behavior of disinhibited individuals. J Res Pers 21:464–480

Olweus D (1978) Aggression in the schools: Bullies and whipping boys. Hemisphere, Washington

Petermann F, Petermann U (1990) Training mit aggressiven Kindern. Psychologie Verlags Union, München

Reinisch JM, Sanders SA (1986) A test of sex differences in aggressive response to hypothetical conflict situations. J Pers Soc Psychol 50:1045–1049

Selg H (1991) Aggressivität. Huber, Bern

Selg H, Belschner W, Lischke G (1971) Foto-Hand-Test (FHT) zur Erfassung der Aggressivität. Freiburg

Siegel JM (1986) The Multidimensional Anger Inventory. J Pers Soc Psychol 51:191–200

Taylor SP (1967) Aggressive behavior and physiological arousal as a function of provocation and the tendency to inhibit aggression. J Pers 35:297–310

van Egeren LF (1979) Cardiovascular changes during social competition in a mixed-motive game. J Pers Soc Psychol 37:858–864

Zimbardo PG (1969) The human choice: Individuation, reason, and order versus deindividuation, impulse, and chaos. In: Arnold WJ, Levine D (eds) Nebraska symposium on motivation. University of Nebraska, Lincoln, pp 237–307

Diskussion

Leitung: HERMAN M. VAN PRAAG

Diskutanten: NORBERT BOHLEN, Mönchengladbach;
JOACHIM DEMLING, Erlangen; MONIKA FRINK,
Andernach; WILHELM JANKE, Würzburg;
JUDITH KÖRNER, Bonn; ANDREAS MARNEROS,
Bonn; HANS-JÜRGEN MÖLLER, Bonn;
BRUNO MÜLLER-OERLINGHAUSEN, Berlin;
NORBERT NEDOPIL, Würzburg; BEREND OLIVIER,
Weesp; HERMAN M. VAN PRAAG, New York;
MARIE LUISE RAO, Bonn; HELMUT REMSCHMIDT,
Marburg; RUDY SCHREIBER, Köln;
HORST SCHÜLER-SPRINGORUM, München

BOHLEN:

Ich bin Pädiater und habe folgende Frage: Sind im Zusammenhang mit Ihren Ausführungen Untersuchungen an sog. hyperaktiven Kindern zum Serotoninstoffwechsel gemacht worden?

VAN PRAAG:

Few studies have been undertaken, and these mainly in autistic children – a term I do not like at all. Excuse my bias towards the value of nosology: The term autism in children covers worlds of psychopathology. It includes a variety of behavioral elements, amongst others aggression. To the best of my knowledge there is no CSF work in autistic children. There are so far no results using challenge tests with MCPP, or any other serotonin agonist, but there are studies on platelet serotonin, for whatever that is worth. There is some evidence of a relationship between autistic behavior in all its varieties and a serotonin disorder in platelets. The platelet is considered to be a kind of model for the serotonergic nerve, but it is a model of limited value. Whether changes in the serotonin content of platelets really do signify changes in comparable structures in the brain is unknown. So, by and large, the answer is that the relationship between serotonin and aggression in children is largely unknown.

RAO:

Direkt eine Frage dazu: Bei autistischen Kindern wird doch sehr häufig auch autoaggressives Verhalten beobachtet. Und fast durchgängig deuten die meisten Ergebnisse auf eine Erhöhung des Serotonin-Turnovers. Wie kann man Autoaggression bei Autismus und erhöhtem Serotonin-Turnover mit Suizidalität (Autoaggression) und den beobachteten Indizes für verminderte serotonerge Aktivität (z. B. erniedrigte 5-HIAA im Liquor) in Einklang bringen?

VAN PRAAG:

I am not aware of many direct CNS-data indicating an increased serotonin turnover in autistic children. That statement is mainly based on work in the periphery. And I must admit that, although I love the periphery, I have great difficulty in believing many of the peripheral stories. There is very little indication that the platelet really is a reliable, valid model of the serotonergic nerve ending, I still have difficulties in placing too much value on changes in whole blood serotonin, in blood platelet serotonin, in enzyme measurements in platelets, and so forth, and then extrapolating to the brain. To go from the plasma to the brain is a large step. If it were to be shown that these signs are indicative of increased CNS serotonin metabolism, I agree that it would not be too easy to reconcile with the present serotonin/aggression hypotheses.

So far, however I think that we have to be careful in considering the periphery as a reliable indicator for happenings in the central nervous system.

NEDOPIL:

Ich habe auch große Schwierigkeiten, diese Hypothesen und die wissenschaftliche Literatur darüber in Einklang zu bringen. Wenn ich Sie und die Literatur richtig verstanden habe, ist bei der Aggression die verminderte Serotoninaktivität ein Traitmarker, und in der Depressionsforschung und Suizidforschung ist sie, wenn ich die Literatur richtig sehe und auch Ihre Bemerkung richtig verstanden habe, ein Statemarker. Das heißt, nur kurz zurückliegende Suizidversuche werden mit verminderter 5-Hydroxyindolessigsäure in Verbindung gebracht. Nun sind diese beiden Befunde eigentlich widersprüchlich, denn entweder handelt es sich um einen State- oder einen Traitmarker, aber doch nicht um etwas irgendwo dazwischen. Und wie verhält es sich dann bei der Behandlung mit Serenika, wenn der verminderte Liquorspiegel nur ein Statemarker ist?

VAN PRAAG:

I think it is reconcilable. First of all there is reason to believe that serotonergic subsystems are related to a variety of behavior regulation systems such as aggressivity, impulsivity, mood regulation, and anxiety regulation. There exist, moreover, as we have seen in Olivier's slides, many serotonin receptor subsystems. It could be that the regulatory systems for mood and for aggression are not parallel. One could imagine that upgrading or downgrading of serotonergic subsystems in different parts of the brain could go hand in hand, and could have seemingly contradictory effects on, let us say, mood and aggression. The trait or state character of the serotonin disorders have been insufficiently studied, but there is evidence that they are trait markers both in aggression and suicide.

JANKE:

May I put a question this way? States may be manipulated in experimental designs, and switching from the patients to the animal is a large distance. What are the findings with humans in experimental designs in which you are producing certain kinds of aggression?

VAN PRAAG:

In depression we have some data. Low CSF HIAA occur in certain individuals. What happens once the depression is lifted? Well, that is not black and white. There is a tendency to increase in some individuals, but in some it does not. What does this mean? I do not know, but it could be a reflection of the fact that low CSF 5-HIAA can be both state and trait related. Keep in mind, however, that the terms „state" and „trait" are not so clear cut. From depressive patients you may hear that the depression lifted, but are they happy people? No!

There is an enormous amount of interepisode pathology – call it neurosis, call it personality disorder, call it depressive personality, whatever it is. But the distinction between trait and state is in many cases unclear. And maybe the fact that it is not so easy to say „well, CSF 5-HIAA just changes when the patient is better" reflects that behavioral situation.

OLIVIER:

I can say something about the relationship between serotonin metabolism and aggression in animals. An old theory was that low serotonin activity leads to higher aggression, and vice versa. We and others have done a lot of work in looking more specifically in certain parts of the brain, and this negative correlation between serotonin activity and aggression is certainly not true.

Another point is that the serotonin metabolite 5-HIAA, as measured in humans – I think – is a very difficult parameter to say something about the serotonin activity in the CNS.

I have doubts whether measurements of 5-HIAA do say anything about central serotonergic metabolism or whether it has to do with its direct excretion. The few studies which there are in animals on 5-HIAA clearly point to other correlations than in humans. So, whether it is a good measure to say something about aggression and impulsivity in humans – that is a big question mark.

VAN PRAAG:

On the other hand, I think that there is a degree of correlation between CSF 5-HIAA and overall CNS serotonin metabolism in animals as well.

OLIVIER:

Sure.

MARNEROS:

Ich habe eine Frage an Professor Janke. Sie sagten, daß aggressives Verhalten kein monokausales Phänomen ist, sondern ein polykausales, und das ist auch richtig so. Aber auch die Aggressionshemmung, oder besser gesagt die Aggressionssteuerung, ist auch ein multifaktorielles Phänomen. Das zeigen sehr schön diese beiden Graphiken mit den anonymen und nichtanonymen Tätern. Ich finde, die zweite Graphik mit dieser scherenartigen Darstellung ist sowohl von therapeutischer als auch evtl. von forensischer Bedeutung. Meine Frage an Sie ist: Gibt es Untersuchungen, gibt es Metaanalysen dieses Verhaltens, die die Priorität der Motivation erfassen? Warum schlagen bzw. schikanieren die nichtanonymen Täter so selten das nette Opfer? Sind es Prinzipien, die diese Steuerung verstärken, sind es Werte, oder ist es die Angst, die diese Funktion hat: „Ich werde erkannt, ich werde bestraft!" – Gibt es solche Untersuchungen?

JANKE:

Man hat solche Untersuchungen gemacht, ist aber einer Antwort eigentlich noch nicht auf die Spur gekommen. Es sind da offensichtlich doch zu viele Prozesse im Spiel. Aber es wäre notwendig, detaillierte Analysen zu machen.

DEMLING:

Wenn man alles zusammenfaßt, was Sie berichtet haben, drängt sich folgende Frage auf: Glauben Sie, daß es eines Tages einmal einen klinisch praktikablen Marker oder auch mehrere Marker für Suizidalität im Sinne des Statemarkers geben wird? Denn das ist es ja, was den Kliniker hauptsächlich interessiert, der jetzt und hier entscheiden muß: „Ist der Patient suizidal oder nicht?" Und der möchte sich natürlich auf einen objektiven Parameter verlassen können. Wie sehen Sie da überhaupt die Aussichten, soweit man das heutzutage sagen kann?

VAN PRAAG:

Today, there are two studies indicating that suicidal probands with low CSF 5-HIAA at index admission have a very significantly greater chance of committing/attempting suicide in the following year than a control group of patients hospitalised with suicide and normal CSF 5-HIAA. There are only these two studies, not thousands of patients, and these findings should be further confirmed. But there is every reason to believe that there is informative value, that there is predictive value, in the 5-HT measure CSF 5-HIAA.

We only discussed serotonin today, but you know there is also evidence that dopaminergic systems are involved in animal and human aggression, too. So I think the field is open for study. We also should keep an open mind about the question: Is it really primarily aggression regulation or is it impulse control of the underlying anxiety or some other kind of behavioral variables that are related to serotonergic dysregulation?

MÜLLER-OERLINGHAUSEN:

May I ask Dr. Olivier: How do you actually explain the very clear antiaggressive effects of amphetamine in animals? There are various theories on how to explain this effect in humans, but what is the most likely explanation in animals?

OLIVIER:

I have already told you a little, but I can explain it more clearly. If you watch the behavior of the amphetamine-treated animals very carefully, you see at lower dosages that they include all kinds of repetitive movement stereotypies. If you give higher doses, you see the animal going readily into the same stereotypies. You could say that there is response incompatibility: if you are engaged in these circling repetitive movement stereotypies, then aggression is not going to happen any more. That is the explanation: it is psychomotor stimulation.

FRINK:

Wie erklärt man sich, daß hyperkinetische Kinder, die mit Methylphenidat behandelt werden, unter der Behandlung deutlich ruhiger werden?

OLIVIER:

I can only see this from an animal perspective. It is known that if you treat free, active animals with amphetamine, you indeed see first a kind of quietening of the systems. So there is no further enhancement. I think that this is what you also see with methylphenidate, but I do not have a good mechanistic explanation for it.

VAN PRAAG:

It is, indeed, somewhat puzzling. In adults this is certainly not a very sedative drug. Why that is so I do not know.

BOHLEN:

Es ist nur ein Teil der Kinder, die auf Methylphenidat positiv reagieren, nach meiner Erfahrung der kleinste Teil. Die meisten reagieren leider nicht so, daß sie Hyperkinese und Aggressivität verlieren.

MÖLLER:

Es gab aber ja die Hypothese, daß Amphetamin exzitatorische Synapsen hemmt. Vielleicht kann Professor Remschmidt als Kinderpsychiater hier nun aus berufenem Munde dazu Stellung nehmen.

REMSCHMIDT:

Das ist eigentlich ein unerschöpfliches Thema. Ich kann nur einige Bemerkungen dazu machen. Wenn wir, die wir nach einem anstrengenden Tag schon sehr erschöpft sind, jetzt Amphetamin nähmen, würde es uns anregen. Bei Kindern ist es anders. Zunächst einmal die Responderfrage: Es ist so, daß etwa bis zu 50 % der Kinder und mehr auf Methylphenidat ansprechen und die anderen nicht. Gehen wir davon aus, daß es klar definierte hyperaktive Kinder sind, dann wirkt Amphetamin bei Kindern recht gezielt auf die Aufmerksamkeit, weniger auf die Hypermotorik. Das heißt, es gibt hier einen gerichteten Effekt. Die Kinder, die vorher in ihrer Aufmerksamkeit sehr diffus waren, können ihre Aufmerksamkeit stärker zentrieren, sich auch Aufgaben zuwenden. Durch ein gezieltes, aufgabenorientiertes Verhalten wird Aggression vermindert.

Die Wirkung ist auch abhängig von der Dosis; wie Sie wissen, wird das Methylphenidat sehr schnell resorbiert. Man kann schon nach wenigen Stunden sehen, ob es wirkt oder nicht. Ferner ist festzuhalten, daß es natürlich eine Reihe von Nebenwirkungen gibt. Ich werde in meinem Vortrag näher darauf eingehen. Aber der Hauptmechanismus scheint zu sein, daß die Motorik nicht so sehr beeinflußt wird, wie die Aufmerksamkeit gerichtet und zentriert wird, so daß andere Verhaltensweisen weniger möglich sind. Was die zentralnervöse Wirkung der Stimulanzien betrifft, so wirken sie über unterschiedliche Mechanismen auf die Katecholamin-Freisetzung. Die gesteigerte Katecholamin-Freisetzung bewirkt, daß diese Neurotransmitter vermehrt im synaptischen Spalt anfluten und mit den postsynaptischen Rezeptoren und präsynaptischen Autorezeptoren interagieren können. Zusätzlich bewirken die Amphetamine in dosisabhängiger Weise eine Blockade der Wiederaufnahme (Re-uptake-Hemmung) von Dopamin, Noradrenalin und Serotonin in die Nervenendigungen.

SCHÜLER-SPRINGORUM:

Ich weiß nicht, ob ich nach den unterschiedlichen Reaktionen bei sympathischen oder aggressiv erlebten Opfern, die von Herrn Janke referiert wurden, versuchen darf, auf die Fragen von Herrn Marneros zu antworten. Als Kriminologe würde ich sagen, es hängt sicher zusammen mit den Beobachtungen über Straftaten im sog. sozialen Nahraum, bei denen ersichtlich eine höhere Hemmschwelle überwunden werden muß, bevor es zu insbesondere aggressiven Handlungen kommt. Nun ist ja der Nahraum natürlich nur so ein Begriff, aber ein Begriff, der sich in Ihrer Frage doch widerspiegelt. Da das humorvolle, das freundliche Opfer über Sympathie oder dgl. verfügt, ist es natürlich wesentlich näher dabei, erste kleine Würzelchen eines sozialen Nahraums zu produzieren, die wir in einem sehr viel weiteren Kontext Beziehung nennen, als das als unfreundlich oder gar seinerseits aggressiv erlebte Opfer. Im Recht schlägt sich das sehr unterschiedlich nieder. Zum Beispiel wird der Kameradendiebstahl unter Soldaten als Diebstahl im sozialen Nahraum als besonders negativ bewertet, während der Haus- und Familiendiebstahl, wie man ihn nennt (das ist der Diebstahl nicht von Häusern, sondern innerhalb von Häusern und Familien), ausgesprochen privilegiert wird: es ist nicht so schlimm! Und jedem ist bewußt, daß z. B. ein besonders gravierendes Delikt im sozialen Nahraum, nämlich der Vatermord oder der Muttermord, in manchen Kulturen und manchen Zeiten erheblich bestraft wurde, wohingegen Mord in der Generation nach unten in vielen Kulturen wieder nicht als so schlimm bewertet wird.

Die zweite Antwort darauf ist die, daß die quantitative kriminologische Forschung gezeigt hat, daß die Angst vor Entdeckung durch staatliche Organe – jetzt spreche ich nicht von der Familie oder dem sozialen Nahraum – als motivierender Faktor gegen delinquentes Verhalten eine relativ geringe Rolle spielt. Aber eine noch geringere Rolle spielt die Angst, aufgrund der Entdeckung bestraft zu werden. Das heißt, wo es durchschlägt, bei Jugendlichen wie bei Erwachsenen, ist, wenn etwas wirksam ist, die Furcht vor der Entdeckung deutlich relevanter als die Angst vor dem, was danach kommt. Das könnte man nun wieder auf den sozialen Nahraum beziehen, was sehr interessante Differenzierungen gäbe. Das tue ich hier aber nicht.

SCHREIBER:

Ich wollte nochmals auf die Beziehung zwischen Aggression und Serotonin eingehen. Buspiron, ein 5-HT_{1A}-Agonist, hemmt ja die Serotoninaktivität. Wie erklären Sie sich dann die antiaggressive Wirkung von Buspiron in der Klinik? Wie vereinbaren Sie das mit den erniedrigten 5-HIAA-Spiegeln bei den Patienten? Dann erwartet man doch, daß eine Erhöhung des Serotoninspiegels antiaggressiv wirksam wird.

OLIVIER:

I have not yet seen the data on buspirone in aggression in the clinic, but I accept that it has been shown to be antiaggressive. Buspirone is a partial agonist at the $5-HT_{1A}$ receptor and, as I showed on the slides, there are at least two places where it can exert its action. I can imagine that as a partial agonist buspirone could inhibit or facilitate serotonergic activity, depending on the tone of the system, so I can imagine that in some cases it may inhibit aggression.

SCHREIBER:

Wenn man z. B. in die Mikrodialyse blickt, wo man die Abgabe von Neurotransmittern im Gehirn mißt, dann mißt man ja eine Abnahme vom Serotonin auch postsynaptisch, z. B. nach Applikation von Buspiron. Es gilt doch als erwiesen, daß hier $5-HT_{1A}$-Agonisten die Serotoninaktivität hemmen, also nicht postsynaptisch aktivieren.

OLIVIER:

We have done some work, not with buspirone, but with another substance (8-OH-DPAT) supposed to be a full agonist of the $5-HT_{1A}$ receptor, by applying it locally in the ventricles and in the hippocampus. It is, for instance, not antiaggressive when you apply it in the ventricles, but we do find antiaggressive effects when we apply it in the raphe nuclei. When you see the behavior, however, it is not a specific antiaggressive effect. And if you apply eltoprazine, for instance, which is also a partial agonist that has an effect when you apply it in the raphe nuclei and in the ventricles, then you see this specific serenic profile. That is the antiaggressive effect that you do not see with 8-OH-DPAT. I think the more specific parts of the aggression modulation have to do with postsynaptic receptors. We think that $5-HT_{1B}$ and $5-HT_{1D}$ plus maybe $5-HT_{1A}$ have to do with it, and we are not quite sure what the role of presynaptic $5-HT_{1A}$ receptor in aggression is. This is all from animal data.

VAN PRAAG:

Also, with buspirone the behavioral effect might be dose dependant. With higher dose ranges you get an increase in serotonergic activity, rather than a decrease, maybe because of postsynaptic $5-HT_{1A}$ activation. This may be the reason why at higher doses it could act as an antidepressant rather than as an anxiolytic. That is hypothetical, but the dose dependency of the so-called $5-HT_{1A}$ agonist is an important issue.

Körner:

Dr. Olivier, ich habe eine Frage: Sie benutzen ja Tiere in Ihren Versuchen, die genetisch nach Aggressivität ausgelesen sind. Nun wollte ich fragen, ob sich diese Tiere auch noch in anderen genetischen oder biochemischen Markern unterscheiden, die man möglicherweise eben mit dieser Aggressivität korrelieren könnte.

Olivier:

That is a good question. We selected this strain specifically for this kind of study because it is spontaneously a highly aggressive strain. We tried to find some correlates for that in the serotonergic fields. We could not find it. If anything, it was the reverse of what we would have expected.

Another point is that you can make every rat aggressive by giving it a good environment, a good education, and this kind of thing. The main point is that every animal can be aggressive, and that certain environmental, historic, educational things determine whether an animal will be aggressive or not. When you implant electrodes for electrostimulation in the hypothalamus of rats – and you can do this in any strain you want, you can do it in males, you can do it in females – and hit the right neural substrate, then you can evoke in every animal this kind of offensive aggression. Basically, every animal is equipped with the neural substrate for aggression, and genetics, environment, and everything which makes the final animal determine whether it will become aggressive in that situation. Some animals are easier in this situation, and with others you have to make more effort to get that aggression.

Körner:

But the animals you have are genetically aggressive. So you could treat animals which are not so aggressive by environmental stimuli so that they become aggressive, and those you have are aggressive on a genetic basis, so studies could be done which would correlate or link these genetics with aggressive behavior.

Olivier:

This would not be easy with this strain. By the way, this strain is familiar to some people: they are the Tryon maze dull strain. There is also a Tryon maze bright strain studied in the early 1920s and 1930s in the United States. The first maze learning studies were done on these strains. The aggressive strain we use is the dull strain. It is very dull in mazes, and they are presumably dull because they are socially active,whereas the maze bright strain is quite low in aggression in this kind of situation.

VAN PRAAG:

This is an excellent theme for further discussion. Some concluding remarks: Aggression exists; autoaggression exists. We can measure it. Neither suicidal nor outward directed aggression should be considered as monolithic entities. They should be differentiated, and I think methods should be developed to do that in humans, as ethologists have done that for years in animals.

There seems to be a relation between aggressive behavior and serotonin, and very fortunately drugs are being developed to influence serotonin in such a way as to have an impact on aggressive behavior. The relation between serotonin and aggressive behavior does not in itself imply a relationship between serotonin and aggression regulation per se. There are other underlying behavioral states, such as personality features, that could be the ultimate behavioral correlate of the observed serotonin disturbances. What is the behavioral correlate of the serotonin disturbances in states of increased aggression? That I think will be a fascinating topic for the years to come, both in animal research and in human research.

Aggressives Verhalten von Kindern und Jugendlichen

HELMUT REMSCHMIDT

Einleitung

Aggressivität und Aggression sind universelle Phänomene. Wir finden sie bei Kindern, Jugendlichen wie Erwachsenen, in Familien und Gruppen, zwischen Völkern und Staaten und in allen geschichtlichen Epochen. Als Kinder- und Jugendpsychiater werden wir mit aggressivem Verhalten in sehr unterschiedlicher Weise konfrontiert: bei einzelnen Kindern, in Familien oder Gruppen, im Rahmen der Delinquenz, im Rahmen verschiedener Erkrankungen; wir sehen auch autoaggressives Verhalten und häufig auch Gewalt in Familien (Mißhandlungssyndrom).

Im gesellschaftlichen Bereich zeigt sich aggressives Verhalten am sinnfälligsten in Form bestimmter Delikte: man kann bei ihnen Gewalt gegen Sachen und Gewalt gegen Personen unterscheiden. Derartige Aggressionsdelikte machen insgesamt 16% aller von der Polizei registrierten Straftaten aus. In absteigender Reihenfolge handelt es sich um folgende Delikte: Sachbeschädigungen (9%), vorsätzliche leichte Körperverletzung (2,9%), gefährliche und schwere Körperverletzung (1,5%), Straftaten gegen die persönliche Freiheit (1,4%), Raub und räuberische Erpressung (0,7%), Brandstiftung (0,4%), Vergewaltigung (0,1%) sowie Mord und Totschlag (0,1%).

Bezieht man die hier aufgeführten aggressiven Straftaten auf Kinder und Jugendliche, so sind die Kinder an den Tatverdächtigungen bei Brandstiftung (18,6%) und Sachbeschädigung (8,3%) relativ stark repräsentiert, während die Anteile der Jugendlichen bei Raub (17,2%) und ebenfalls bei Sachbeschädigung (16,3%) relativ hoch ausfallen.

Aus diesen Zahlen, die der polizeilichen Kriminalstatistik für das Jahr 1989 entstammen, geht etwas Weiteres hervor: Das männliche Geschlecht ist deutlich aggressiver als das weibliche (Bundeskriminalamt 1990). Die Relation für die hier angeführten Straftaten beträgt durchweg etwa 4:1 im Sinne einer stärkeren Auffälligkeit des männlichen Geschlechts.

Diese wenigen Hinweise mögen die Bedeutung des Problems Aggressivität und aggressives Verhalten skizzieren. Der Streit über Wesen und Natur der menschlichen Aggression ist nach wie vor groß: biologische und soziologische Betrachtungsweisen stehen vielfach in unversöhnlichem Gegensatz und verfolgen häufig die sattsam bekannten Linien der Anlage-Umwelt-Diskussion. Derartige Auseinandersetzungen sind nach heutiger Kenntnis unfruchtbar und führen nicht weiter. Es kann nämlich kein Zweifel darüber bestehen, daß aggressives Verhalten beim Menschen *sowohl* biologische als auch psychologische und soziologische Grundlagen hat; mit anderen Worten: Aggressivität ist ein bio-psycho-soziales Phänomen. Aggressives Verhalten ist auch kein einheitliches Phänomen, sondern hat sehr viele Varianten; aggressives Verhalten beim Menschen hat eine lange phylogenetische und beim einzelnen Menschen auch ontogenetische Vergangenheit. Die erstere hat Konrad Lorenz unter dem Titel *Das sogenannte Böse. Zur Naturgeschichte der Aggression* dargestellt (Lorenz 1963). Im folgenden soll versucht werden, eingedenk der Tatsache, daß Aggressivität ein sehr vielschichtiges Phänomen ist, einige wichtige biologische und psychosoziale Aspekte zu skizzieren, ohne den Gesamtzusammenhang aus dem Gesichtskreis zu verlieren.

Ursachen aggressiven Verhaltens

Biologische Aspekte sind in sehr vielfältiger Weise an der Verursachung, Auslösung und Aufrechterhaltung aggressiven Verhaltens beim Tier und beim Menschen beteiligt: die biologischen Faktoren stellen vielfach die Grundlagen für soziale Einflüsse dar, denen häufig die Rolle des Auslösers und „Steigerers" aggressiven Verhaltens zukommt.

Zunächst ist darauf hinzuweisen, daß das männliche Geschlecht (beim Tier und beim Menschen) *durchgängig* einen höheren Aggressionsspegel aufweist, daß dieser mit einem erhöhten Testosteronspiegel im Plasma einhergeht, daß auch eine genetisch festgelegte *Aggressionsbereitschaft* existiert, die durch Verletzung des Gehirns, Erkrankungen oder auch Lernen gesteigert werden kann, und daß manche Chromosomenaberrationen überzufällig häufig mit aggressiven Verhaltensweisen einhergehen. In letzter Zeit hat man aggressives Verhalten beim Menschen auch mit neuropsychologischen und neurologischen Befunden in Verbindung gebracht. So ist seit langem bekannt, daß eine frontotemporale Dysfunktion häufig zu aggressivem Verhalten führt, aber auch, daß eingeschränkte verbale Fähigkeiten bzw. eine Beeinträchtigung der nichtdominanten Hemisphärenfunktion mit einer Häufung aggressiver Verhaltensweisen assoziiert sind. Im folgenden soll nun versucht werden, diese verschiedenen biologischen Aspekte etwas näher (freilich nur bruchstückhaft) zu beleuchten.

Genetische und konstitutionelle Einflüsse

Es kann kein Zweifel bestehen, daß die von den Ethologen gemachten Beobachtungen über eine genetisch verankerte Aggressionsbereitschaft, vielfach als Aggressionstrieb oder Aggressionsinstinkt bezeichnet, auch für den Menschen zutreffen. Dies wird vielleicht noch deutlicher oder besser nachvollziehbar, wenn man die *„Antriebsseite"* menschlicher Aggressivität betrachtet. Dabei ist es wichtig, daß man eine hohe Aggressionsbereitschaft erkennen kann. Von der Ethologie ist dies inzwischen relativ gut erforscht. Die sog. intraspezifische Aggression kann unter Artgenossen gut erkannt werden. Sie findet in sog. *Stimmungen* ihren Ausdruck, die sich z. B. bei den Menschenaffen in ganz bestimmten Gesichtsausdrücken manifestieren.

Natürlich geht es dabei nicht nur um den Gesichtsausdruck, es sind auch Mimik, Gestik und Stimme beteiligt. Dieser Sachverhalt zeigt uns zugleich eine sehr wichtige Beziehung: den Zusammenhang zwischen biologischen und sozialen Faktoren. Die Aggressionsbereitschaft ist ein *biologisches Phänomen*, das in Form eines *sozialen Signals* (Gesichtsausdruck, Gestik, Mimik) dem Artgenossen so mitgeteilt wird, daß er sich darauf einstellen kann.

> Alle diese sogenannten sozialen Signale sind einerseits Ausdruck von Emotionen, andererseits Nachrichten für den Artgenossen, die ihm die jeweilige Stimmung seines Partners zeigen. Der Ausdruck der Stimmung ist gleichzeitig der Ausdruck für eine bestimmte Handlungsbereitschaft und ermöglicht dem Partner, das aktuelle Verhalten seines Gegenübers vorauszusagen. Ein knurrender Hund wird mit größerer Wahrscheinlichkeit beißen als einer, der mit dem Schwanz wedelt. Allen diesen Signalen liegen entsprechend verschiedene Handlungsbereitschaften zugrunde (Ploog 1975, S. 18).

Je größer die Aggressionsbereitschaft ist, um so leichter kann sie ausgelöst werden. Die ursprünglich genetisch determinierte Aggressionsbereitschaft kann aber durch Verletzung oder auch Erkrankungen gesteigert werden. So ist bekannt, daß Störungen und Läsionen im frontotemporalen Bereich und im limbischen System aggressives Verhalten fördern können und daß auch manche Viren (z. B. das

Tollwutvirus) eine besondere Affinität zum limbischen System, insbesondere zum Hippocampus, haben.

In den genetischen Bereich gehören vielleicht auch Beobachtungen, wonach aggressive Verhaltensweisen bei männlichen Geschwisterkindern aggressiver Kinder doppelt so häufig sind wie bei Stiefbrüdern, die in der gleichen Familie aufwachsen, daß ein deutliches aggressives Verhalten, das sich früh manifestiert, beim einzelnen Kind bemerkenswert stabil auch in späteren Jahren bleibt (Slaby, Roedell 1972) und eine Reihe von Einzelbeobachtungen, deren Allgemeingültigkeit noch nicht erwiesen ist.

Konstitutionelle Einflüsse manifestieren sich auch in dem mit manchen Chromosomenaberrationen einhergehenden aggressiven Verhalten. Eine vielfältige Diskussion hat dabei das XYY-Syndrom und auch das Klinefelter-Syndrom erfahren. Während beim Klinefelter-Syndrom aggressive Verhaltensweisen nicht überdurchschnittlich häufig vorkommen, geht aus vielen Studien zum XYY-Syndrom hervor, daß hier ein Zusammenhang mit gehäuft auftretenden aggressiven Verhaltensweisen zu bestehen scheint. Neuerdings werden auch Zwischenglieder gesucht, die zeigen sollen, *wie* der Mechanismus für das Zustandekommen aggressiven Verhaltens bei diesen Kindern und Jugendlichen ist. Dabei werden auch neuropsychologische Störungsmuster bzw. Auffälligkeiten mit herangezogen, die möglicherweise in einer Dysfunktion der nichtdominanten Hirnhälfte liegen.

Hierzu ein Beispiel aus der klinischen Praxis:

> Ein 17jähriger Jugendlicher mit einem XYY-Syndrom zeigte mehrfach sexuell getönte aggressive Verhaltensweisen. Er beging zunächst aggressiv-sadistische Handlungen an jüngeren Kindern und vergewaltigte dann eine 21jährige Frau. Eine nähere Untersuchung ergab, daß er ausgesprochene Schwierigkeiten im räumlichen Vorstellen und Denken hatte (letzteres war gemessen an seiner Intelligenz weit unterdurchschnittlich) und daß er auch komplexe soziale Situationen überhaupt nicht beurteilen konnte. Dies zeigte sich im Hinblick auf die Tat z. B. darin, daß er der jungen Frau eine Halskette abnahm, aber vollkommen überzeugt war, daß diese die Halskette *freiwillig* übergeben hatte, obwohl er sie gleichzeitig mit dem Messer bedrohte. Derartige massive Funktionsausfälle können zu Fehleinschätzungen sozialer Situationen führen und damit die Betreffenden weiteren aggressiven Handlungen aussetzen.

Geschlecht

Im Tierreich wie beim Menschen besteht übereinstimmend die Beobachtung, daß aggressives Verhalten bei Jungen bzw. bei männlichen Tieren wesentlich häufiger ist als bei weiblichen. Diese Unterschiede werden beim Menschen bereits im 2. Lebensjahr gefunden. Hierzu existiert eine Fülle von Studien. Die Erklärung dieses Phänomens ist aber immer noch uneinheitlich: neben biologischen Faktoren werden auch immer wieder die soziale Geschlechtsrolle und das entsprechende Erziehungsverhalten zur Erklärung herangezogen. Übrigens zeigt sich der ausgeprägte Aggressionspegel bei Jungen auch darin, daß Darstellungen von Gewalt im Fernsehen auf Jungen eine nachhaltigere Wirkung haben als auf Mädchen. Jungen wählen auch häufiger Fernsehprogramme mit aggressiven Szenen aus und sehen dort die typisch männliche aggressionsgetönte Rolle. Auf diese Weise wird, so meinen manche Autoren, der biologisch angelegte höhere Aggressionspegel durch äußere soziale Reize noch weiterhin gebahnt.

Die Frage, ob aggressives Verhalten beim weiblichen Geschlecht nur anderen Äußerungsformen folgt, in Wirklichkeit aber vielleicht doch gleich häufig ist, kann vorerst nicht beantwortet werden. Bislang ist der Beweis für eine derartige These nicht erbracht worden, weder im Tierreich noch beim Menschen. Jedenfalls könnte dieser Frage nur unter Zuhilfenahme einer sehr weiten Definition von Aggression nachgegangen werden, und auch dann wäre erst zu entscheiden, *welches* „weibliche aggressive Verhalten" ein Äquivalent zum männlichen darstellt.

Hirnfunktion und aggressives Verhalten

Es gibt im Gehirn kein Aggressionszentrum, wohl aber Strukturen, die mit der Steuerung emotionalen und aggressiven Verhaltens zu tun haben. Wichtig ist dabei die Betonung des *Zusammenhangs* zwischen emotionalem und aggressivem Verhalten oder besser gesagt: aggressives Verhalten ist nur *eine* Variante emotionalen Verhaltens. In der Regulation des emotionalen Verhaltens spielt das *limbische System* eine wesentliche Rolle. Im Verlaufe der Entwicklung erfolgt nicht nur eine Reifung kognitiver Funktionen, sondern auch eine Reifung im emotionalen Bereich. Die Kinder lernen immer besser, ihre Emotionen zu kontrollieren und können sie adäquater ausdrücken. Es etablieren sich also auch Kontroll- und Hemmechanismen.

Für die Regulation und die Steuerung aggressiven Verhaltens spielen der Mandelkern (Amygdala) und der Hypothalamus eine wesentliche Rolle, ohne daß diese bis heute voll verstanden ist.

Es kann hier nicht meine Aufgabe sein, die vielen „Reizversuche", die zu aggressivem Verhalten geführt haben, im einzelnen näher zu schildern. Die berühmt gewordenen elektrischen Hirnreizversuche von Walter Rudolf Hess sind wohlbekannt. Sie haben v. a. gezeigt, daß aggressives Verhalten *immer im Kontext* mit anderem emotionalen bzw. triebhaften Verhalten zu sehen ist. Durch Reizung im Hypothalamus kann aggressives Verhalten ausgelöst werden, ebenso kann von dort aus anderes triebhaftes Verhalten, wie sexuelle Verhaltensweisen, Fressen, Fellreinigung, ja auch Einschlafen, ausgelöst werden. Alle diese Versuche zeigen folgendes:

– Aggressives Verhalten hat als Substrat bestimmte Systeme im Gehirn, die im wesentlichen im Hypothalamus und in den Amygdala bzw. im limbischen System liegen.
– Ein eigentliches Aggressionszentrum gibt es nicht, vielmehr muß aggressives Verhalten stets im Kontext mit anderem emotionalen Verhalten gesehen werden. Selbst bei Reizversuchen (eine sehr künstliche Herbeiführung) bleibt dieser Kontext erhalten.
– Krankhafte Störungen, die im Bereich des limbischen Systems, des Temporallappens oder im Bereich der Amygdala liegen, haben vielfach aggressives Verhalten zur Folge, das z.T. gewaltige Ausmaße annehmen kann.

> Ein berühmtes Beispiel hierfür war der Massenmörder Charles Whitman, der im August 1966 sowohl seine Mutter als auch seine Ehefrau tötete, dann einen Turm bestieg, das Aufsichtspersonal und 14 weitere Personen erschoß und noch zahlreiche andere Menschen verwundete, ehe er von einer Polizeikugel getötet wurde. Die Obduktion ergab einen walnußgroßen malignen Tumor im mittleren Teil eines Schläfenlappens (wahrscheinlich im Mandelkern oder im Hippocampus). Ploog, der diesen Fall näher analysiert hat, schreibt, daß dieser Mann vorher einen Psychiater aufgesucht hatte und ihm geklagt habe, „daß er seit einiger Zeit gegen Mordimpulse zu kämpfen habe, die so verrückte Formen annehmen könnten, daß er auf einen Turm zu steigen und Menschen zu erschießen wünsche". Aus Tagebuchaufzeichnungen ging hervor, daß Whitman etwas in sich vorgehen fühlte, was ihm selbst unverständlich war (Ploog 1975).

Die Beobachtungen über aggressives Verhalten bei Läsionen im Temporallappen und im limbischen System schließen auch das Kindesalter ein. Es handelt sich meist um Patienten, die entweder temporale Anfälle hatten oder Tumoren im Temporallappenbereich.

Es ist hier nicht die Zeit und der Ort, weitere hirnphysiologische Zusammenhänge zu untersuchen. An ihrer Existenz kann es jedoch keinen Zweifel geben. Wichtig ist vielleicht noch, den Stellenwert zu betrachten. Natürlich ist aggressives Verhalten allgemein nicht überwiegend durch Störungen des Temporallappens oder des limbischen Systems bedingt. Derartige Beobachtungen stellen aber als Experimente der Natur einen wichtigen Einblick in die *Regulation* aggressiven Verhaltens dar.

Endokrine Einflüsse

Es gibt zahlreiche Hinweise dafür, daß der *Testosteronspiegel* im Plasma mit der Intensität aggressiven Verhaltens einhergeht. Diese im Tierreich vielfach gemachte Beobachtung läßt sich auch beim Menschen verifizieren, wie aus einer Untersuchung von Mattson et al. (1980) hervorgeht. Diese Autoren untersuchten wiederholt aggressive Jugendliche und verglichen sie mit einer Kontrollgruppe. Es ergab sich eine signifikante Korrelation zwischen der Intensität des aggressiven Verhaltens und dem Testosteronspiegel. Olweus et al. (1988) fanden bei einer Stichprobe von normalen männlichen Heranwachsenden, daß der Testosteronspiegel im Blut einen direkten Einfluß auf das provozierte aggressive Verhalten hat, objektiviert durch die Selbstbeurteilung der Betroffenen. Einerseits beeinflußte ein hoher Testosteronspiegel direkt die Bereitschaft, aggressiv auf Provokationen zu reagieren. Andererseits hatte er auch einen indirekten und schwächeren Einfluß auf die Muster aggressiven Verhaltens. Hohe Testosteronspiegel führten bei Jungen zu Ungeduld und Irritierbarkeit und damit eher zu aggressiv-destruktivem Verhalten. Die Autoren unterscheiden anhand dieser Beobachtungen 2 Dimensionen aggressiven Verhaltens: aggressive Auseinandersetzungen zwischen männlichen Individuen („intermale aggressions") und irritationsgeleitete Aggressionen („irritable aggressions"), die auch in der Tierforschung gefunden wurden. Aus dem Tierreich sind solche Beobachtungen seit längerem bekannt. Hier gibt es auch Anhaltspunkte für eine Interaktion zwischen sozialen Ereignissen und dem Testosteronspiegel. So konnte nachgewiesen werden, daß bei manchen Säugetieren die Höhe der sozialen Position in einer Gemeinschaft mit dem Aggressions- und Testosteronspiegel korreliert, und zwar in einem solchen Maße, daß ein Absteigen in der Stammhierarchie mit einem Absinken des Plasmatestosteronspiegels einherging.

Auf weitere hormonelle Einflüsse kann hier nicht eingegangen werden, es soll aber noch der Zusammenhang mit dem Hypothalamus wenigstens erwähnt werden.

Neuropsychologische und kognitive Störungen

Mit dem Fortschreiten neuropsychologischer Erkenntnisse liegen zahlreiche Beobachtungen vor, wonach aggressives Verhalten auch mit bestimmten neuropsychologischen Funktionsausfällen korreliert ist. In den letzten Jahren haben sich Untersuchungen gemehrt, die im

wesentlichen in 3 Punkten übereinstimmende Beobachtungen machten:
1. Neuropsychologische Auffälligkeiten sind generell bei aggressiven und delinquenten Jugendlichen häufiger zu finden als in dazu parallel untersuchten nicht delinquenten Gruppen (Yeudall et al. 1982).
2. In mehreren Untersuchungen wurden bei aggressiven Jugendlichen eingeschränkte verbale Fähigkeiten gefunden (Wolff et al. 1982). Damit wird vielfach die These in Verbindung gebracht, daß diese Jugendlichen aufgrund ihrer Defizite im verbalen Bereich Auseinandersetzungen eher in Form körperlicher Aggressionen führen. In diesen Bereich gehört auch das Verhalten von Kindern mit Lese- und Rechtschreib-Schwächen bzw. Dyslexien, die im Rahmen der sekundären neurotischen Fehlentwicklung aggressives Verhalten zeigen können.
3. Ein weiterer Befund geht dahin, daß bei aggressiven Kindern und Jugendlichen eine Beeinträchtigung der nichtdominanten Hemisphärenfunktion vorliegen soll. Sie erstreckt sich auf Einschränkungen im Bereich des räumlichen Vorstellens, der visuomotorischen Koordination und der Stereognosie (Crynicki 1978; Yeudall 1977). Wenn man von spezifischen Ausfällen (etwa in der einen oder anderen Hemisphäre) absieht, ist es evident, daß aggressive Jugendliche im Vergleich zu nichtaggressiven delinquenten Jugendlichen im neuropsychologischen Bereich eine Fülle von Auffälligkeiten zeigen. Diese beziehen sich sowohl auf die höheren kognitiven Funktionen als auch auf Motorik, Sinneswahrnehmung, Rechts-links-Unterscheidung, Fingergnosie sowie verbale Fähigkeiten.

Psychosoziale Einflüsse

Aus dem bisher Gesagten dürfte bereits deutlich geworden sein, daß biologische und psychosoziale Einflüsse hinsichtlich Verursachung, Auslösung *und* Aufrechterhaltung aggressiven Verhaltens zusammenwirken.

In diesem Bereich wurde die Bedeutung verschiedener Einflußfaktoren untersucht: z.B. die soziale Schichtzugehörigkeit, die Familie und ihr Erziehungsverhalten, der Einfluß der Massenmedien (insbesondere des Fernsehens) und anderer Kinder („peer group"), die Auswirkungen der Schule wie auch die Bedeutung biographischer Ereignisse und situativer Einflüsse.

Alle diese Faktoren können hier nicht im Detail diskutiert werden. Es sollen jedoch zusammenfassend die wichtigsten Ergebnisse dieser Forschungen mitgeteilt werden:
1. Kinder aus Familien mit *geringerem sozioökonomischen Status* zeigen eine höhere Quote aggressiven Verhaltens als Kinder aus den höheren sozialen Schichten (Feshbach 1970).
Hierfür werden verschiedene Gründe angegeben (Slaby u. Roedell 1982), z. B. das häufigere Vorkommen körperlicher Bestrafung bei diesen Kindern, eine stärkere Beeinflussung durch Gewaltdarstellungen im Fernsehen, eine häufigere Teilnahme an delinquenten Aktionen und jugendlichen Banden und bedrängte und überfüllte Wohnverhältnisse.
2. Auch die *Familie* kann ein Ort für die Eskalation von Gewalt und aggressivem Verhalten sein. Dabei sind folgende Einflüsse beteiligt:
aggressiver Familienkontext, bestimmte Eigenschaften des Kindes (Mißbildungen, ungewöhnliches Aussehen, motorische Unruhe), psychische Erkrankung oder Alkoholismus der Eltern, erzieherische Unfähigkeit der Eltern bzw. hart strafender Erziehungsstil usw.
Bandura u. Walters (1959) haben verschiedene Verhaltensweisen innerhalb einer Familie identifiziert, die aggressives Verhalten fördern:
 – Strafandrohungen, wenn Kinder Auseinandersetzungen mit anderen meiden;
 – direkte Hinweise und Ratschläge, zu kämpfen bzw. sich ständig zu wehren;
 – Geringschätzung von Menschen, die sich nicht körperlich wehren, als unmännlich oder unreif;
 – Duldung von tätlichen Auseinandersetzungen.
3. Auch über den Einfluß von *Massenmedien* liegen zahlreiche Untersuchungen vor.
Es kann kein Zweifel darüber bestehen, daß die Darstellung von Gewalt und Aggression wiederum aggressives Verhalten begünstigt. Dabei sind insbesondere Jungen bzw. männliche Jugendliche stärker gefährdet als weibliche.
Die Darstellung von Gewalt in den Massenmedien hat v. a. 2 Wirkungen:
 – die Anregung zu aggressivem Verhalten bei Kindern und Jugendlichen und
 – die passive Akzeptierung aggressiven Verhaltens als Realsituation des Lebens.

Es liegen Beobachtungen vor, die zeigen, daß auch Gewaltdelikte von Jugendlichen nach dem Modell, das sie im Fernsehen gesehen haben, ausgeführt werden.
Im Hinblick auf die Auswirkungen von Gewaltdarstellungen in den Massenmedien, insbesondere im Fernsehen, schlagen Huesmann et al. (1984) ein Modell vor, wonach die Mediengewalt aggressives Verhalten steigert und umgekehrt aggressives Verhalten wiederum die Motivation, Mediengewalt aktiv zu suchen, begünstigt. Verstärkt wird die Aggression durch Einflüsse wie Beobachtung und Lernen und die von der Gewalt im Fernsehen hervorgerufenen Einstellungsänderungen, die Rechtfertigung von Gewalt und die Akzeptierung von Gewalt als Problemlösung (Remschmidt et al. 1990).
4. Über die *Entwicklung* aggressiven Verhaltens in Gruppen von Kindern existieren zahlreiche Beobachtungen. Sie zeigen, daß aggressives Verhalten durch andere Kinder sowohl im Sinne des Vorbildes als auch im Sinne der Verstärkung beeinflußt wird und daß Vorerfahrung mit aggressiven Verhaltensweisen von Erwachsenen und Erziehungspersonen wiederum Aggressionen fördert.
5. Individuelle *biographische Belastungen* können aggressives Verhalten bedeutsam steigern, wenn sie in eine allgemeine Belastungssituation eingebettet sind.
Wir konnten dies in einer Langzeitverlaufsstudie an delinquenten Kindern zeigen, die wir bis ins 24. Lebensjahr nachuntersucht haben.
Es ging dabei insbesondere um die Nachuntersuchung von solchen Kindern, die vor dem 14. Lebensjahr (also im Zeitraum der Strafunmündigkeit) mehrfach durch aggressive Delikte aufgefallen waren.
Es zeigte sich, daß eine Reihe individueller und biographischer Belastungsfaktoren eine sehr hohe Prädiktorwertigkeit für das später aufgetretene aggressive Verhalten hatten.
Im einzelnen waren dies Faktoren, die *vor* dem 6. Lebensjahr feststellbar waren: nämlich Rückstellung vom Schulbesuch, Heimeinweisung vor dem 6. Lebensjahr, Getrenntleben der Eltern bei der Geburt, drei oder mehrere Erziehungsstationen bis zum 6. Lebensjahr, Trennung oder Scheidung der Eltern vor dem 6. Lebensjahr bzw. Aufwachsen bei einem Elternteil oder zweifacher oder mehrfacher (mindestens 4wöchiger) Krankenhausaufenthalt vor dem 6. Lebensjahr.
6. Schließlich spielen auch *situative Einflüsse* eine sehr wichtige Rolle. Zu ihnen gehören: starke räumliche Einengung, Fehlen von adäquatem Spiel- und Beschäftigungsmaterial, frustrierende Situatio-

nen, Nicht-zustande-kommen-Lassen von Kooperation, übertriebene Wettbewerbsbedingungen bei Fehlen positiver Emotionen, Zurückweisungen und Leistungsversagen.

Klinische Aspekte aggressiven Verhaltens

Im klinischen Bereich finden wir aggressives Verhalten bei einer Fülle von psychischen Störungen im Kindes- und Jugendalter, wir finden sie als autoaggressives und selbstverletzendes Verhalten, wir sind mit ihnen konfrontiert als Phänomen in Familien und auch in Gruppen.

Wichtig ist, zu betonen, daß auch in jedem Einzelfall die Ursachen aufgedeckt werden müssen. Selten ist das gebotene aggressive Verhalten Kernbestandteil des Krankheitsbildes, wenn man von umschriebenen zerebralen Funktionsstörungen einmal absieht.

Viel häufiger ist aber der Fall, daß eine Aggressionsbereitschaft, die jeder Mensch in einem gewissen Quantum hat, durch krankhafte Prozesse verstärkt und gegen andere oder gegen sich selbst gerichtet wird.

Aggressives Verhalten von Kindern und Jugendlichen in einer klinischen Stichprobe

Kürzlich haben wir eine orientierende Auswertung unserer Patientendokumentation unter dem Aspekt aggressiven Verhaltens ambulant und stationär behandelter Kinder und Jugendlicher durchgeführt. Dazu haben wir die vollständige Patientendokumentation für den Zeitraum von 1983 bis 1989 ausgewertet. Es handelt sich insgesamt um 6949 Patientendokumentationen (4212 männliche und 2737 weibliche Patienten). Aus den Patientendokumentationen wurden jeweils jene Patienten ausgewählt, die von den Untersuchern anhand einer standardisierten Symptomliste, die für jeden Patienten ausgefüllt wurde, als *schwer* und *häufig aggressiv* beurteilt worden waren. Insgesamt wurden 4 Gruppen gebildet:

Gruppe 1:
Patientinnen und Patienten mit aggressivem Verhalten (mindestens eine Behandlungsepisode, in der sie als schwer bzw. häufig aggressiv eingestuft worden waren; n = 1099, davon 744 männlich und 355 weiblich).

Gruppe 2:
Extremgruppe von Patienten mit aggressivem Verhalten: Es mußten mindestens 2 ambulante oder stationäre Behandlungsepisoden gegeben sein, und beide Male mußten die Patienten als schwer bzw. häufig aggressiv eingestuft worden sein (n = 164, davon 123 männlich und 140 weiblich).

Gruppe 3:
Erste Kontrollgruppe: Gruppe von Patienten ohne aggressives Verhalten mit einer Behandlungsepisode, in der sie als nicht aggressiv eingestuft worden waren (n = 3721, davon 2102 männlich und 1619 weiblich).

Gruppe 4:
Zweite Kontrollgruppe (Extremgruppe aus nichtaggressiven Patienten): Hier handelt es sich um eine Gruppe von Patienten mit mindestens 2 Behandlungsepisoden ohne aggressives Verhalten (n = 814, davon 452 männlich und 362 weiblich).

Kurz zusammengefaßt ergaben sich folgende Ergebnisse:
1. Die häufigsten psychiatrischen Diagnosen der aggressiven und der sehr aggressiven Gruppe (Gruppen 1 und 2) waren Störungen des Sozialverhaltens (ICD-312) mit rund 40%, gefolgt von spezifischen emotionalen Störungen des Kindes- und Jugendalters (ICD-313) mit 21%, von sonstigen speziellen Syndromen (einer unbefriedigenden Kategorie, ICD-307) mit 13% und vom hyperkinetischen Syndrom (ICD-314) mit rund 9%.
Nur bei 8,9% der Patienten aus Gruppe 1 und 7,3% aus Gruppe 2 wurde keine psychiatrische Diagnose (1. Achse des multiaxialen Klassifikationsschemas, ICD-9) gestellt.
Im Gegensatz dazu ergab sich für die Gruppe der Nichtaggressiven (Gruppen 3 und 4) folgendes: Sie hatten in 40% der Fälle überhaupt keine psychiatrische Diagnose, sondern litten mehr an Entwicklungsstörungen oder neurologischen Erkrankungen und unterschieden sich hinsichtlich der psychiatrischen Diagnosen auch signifikant von der Gruppe der Aggressiven und von der Gruppe der sehr Aggressiven in dem Sinne, daß sie nur in 4% bzw. 5% der Fälle Störungen des Sozialverhaltens aufwiesen, weitaus seltener hyperaktiv waren (nur in rund 2,5% der Fälle), aber im emotionalen Bereich etwa gleich häufig gestört waren (rund 19% im Mittel von Gruppe 1 und Gruppe 2).
2. Erhebliche Unterschiede zwischen den Gruppen ergaben sich hinsichtlich der *abnormen psychosozialen Umstände* (5. Achse des multiaxialen Klassifikationsschemas). Hier unterschied sich die

Extremgruppe der Aggressiven (Gruppe 2) von der Extremgruppe der Nichtaggressiven (Gruppe 4) signifikant in folgenden Merkmalen: abnorme familiäre Verhältnisse (38,4% vs. 19,2%), Disharmonie in der Familie (27,4% vs. 8,8%), Mangel an emotionaler Wärme (16,5% vs. 3,6%) und psychische Störungen bei anderen Familienmitgliedern (17,1% vs. 10,3%). Ein weiteres Unterscheidungsmerkmal war die unzureichende Kommunikation innerhalb der Familie (12,5% vs. 4,7%). Generell muß noch auf den Umstand hingewiesen werden, daß in der Extremgruppe der Aggressiven (Gruppe 2) nur in 19% der Fälle *keine* abnormen psychosozialen Umstände vorlagen, während dies bei rund 54% der nichtaggressiven Extremgruppe (Gruppe 4) der Fall war.

3. Unter Berücksichtigung verschiedener Altersgruppen und des Geschlechtes ergaben sich folgende Resultate:
   - Jungen zeigten über alle Altersstufen durchweg eine stärkere Neigung zu aggressivem Verhalten als Mädchen.
   - Bildete man bei den Extremgruppen einen Index „Störungen in der Familie" aufgrund der Merkmale auf der 5. diagnostischen Achse des MAS, die diesen Merkmalsbereich kennzeichnen, so unterschieden sich die Aggressiven von den Nichtaggressiven (jeweils Extremgruppenvergleich, Gruppe 2 versus Gruppe 4) hochsignifikant.

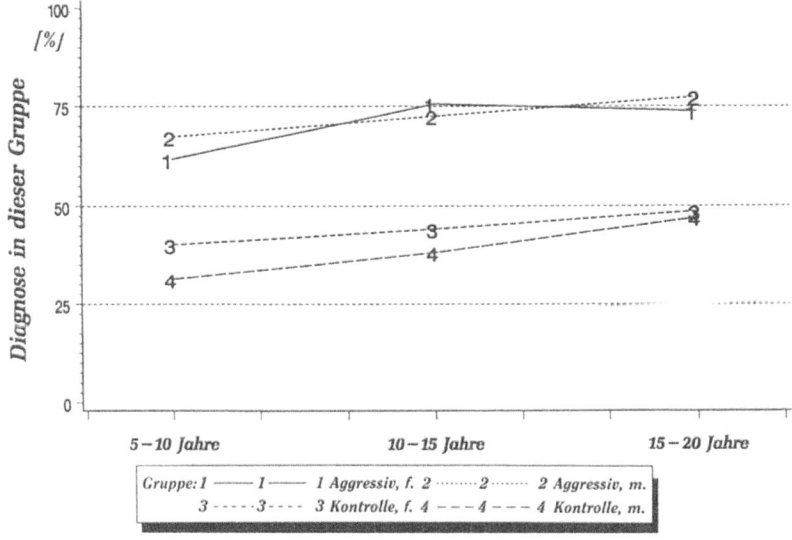

Abb. 1. Gruppenvergleich: jeweiliger Anteil der Patienten mit einer Diagnose „Störungen in der Familie" auf Achse 5 MAS

Dieser Sachverhalt ist in Abbildung 1 wiedergegeben. Aggressive Mädchen und Jungen unterscheiden sich hochsignifikant von nichtaggressiven Mädchen und Jungen durch ein häufigeres Vorkommen von ungünstigen und gestörten familiären Bedingungen.
– Beim Vergleich der Extremgruppe aggressiver Kinder und Jugendlicher (Gruppe 2) mit der Extremgruppe nichtaggressiver Kinder und Jugendlicher (Gruppe 4) korrelierte das Merkmal „Neigung zu Verstimmungen" bei den Mädchen am höchsten mit aggressivem Verhalten und nahm mit dem Alter zu, ebenso ergab sich eine auffällige psychomotorische Symptomatik mit U-förmig absteigendem Alterstrend.

Ferner stieg die Suizidalität aggressiver Mädchen der Extremgruppe (Gruppe 2) mit zunehmendem Lebensalter an und unterschied sich hierdurch von allen anderen Gruppen. Dieser Sachverhalt ist in Abbildung 2 dargestellt. Sie zeigt, daß die Suizidalität der extrem aggressiven Mädchen mit zunehmendem Alter erheblich ansteigt und in der Altersgruppe der 15- bis 20jährigen fast die 50%-Marke erreicht.

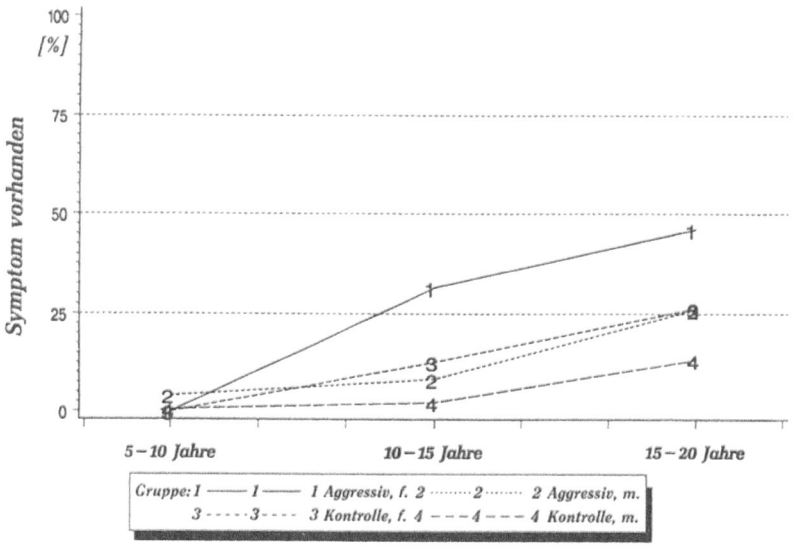

Abb. 2. Vergleich der Extremgruppen: jeweiliger Anteil der Patienten mit dem Symptom „Suizidalität"

Da aggressives Verhalten im psychiatrischen wie im nichtpsychiatrischen Bereich überwiegend ein männliches Phänomen ist, wollen wir der speziellen Psychopathologie, Psychodynamik und – wenn möglich – auch Ätiologie der aggressiven Mädchen spezieller nachgehen, ein bislang wenig untersuchtes Gebiet. Wir sind jedoch der Meinung, daß eine Aufklärung der Geschlechterunterschiede in diesem Bereich uns generell weiterführen wird, nicht nur im Verständnis aggressiven Verhaltens, sondern auch im Hinblick auf die Dissozialität, Delinquenz und psychiatrische Erkrankungen überhaupt (v. a. im Hinblick auf depressive Syndrome).

Aggressives Verhalten gegenüber anderen Kindern, Jugendlichen oder Erwachsenen finden wir bei einer Reihe von kinder- und jugendpsychiatrischen Krankheitsbildern, z. B. bei:

- Persönlichkeitsstörungen (ICD-301)
  (z. B. erregbare Persönlichkeit (ICD-301.3);
- Anpassungsreaktion mit Störungen des Sozialverhaltens (ICD-304.3);
- Störungen des Sozialverhaltens (ICD-312);
  - nicht Sozialisierte (ICD-312.0);
  - Sozialisierte (ICD-312.1);
- hyperkinetischem Syndrom (ICD-314).

Bei dieser Aufzählung sind neurologische Krankheitsbilder mit eindeutig nachweisbaren zerebralen Funktionsstörungen bewußt ausgeklammert. Im psychiatrischen Bereich sind es v. a. Persönlichkeitsstörungen, Anpassungsreaktionen, *insbesondere* Störungen des Sozialverhaltens, und auch das hyperkinetische Syndrom, bei denen uns gesteigerte aggressive Verhaltensweisen begegnen (nähere Ausführungen hierzu bei Remschmidt 1989).

In den neueren multiaxialen *Klassifikationsschemata* (sowohl im multiaxialen Schema auf der Basis von ICD-9 als auch im DSM-III) existieren nahezu identische Kategorien für aggressive Verhaltensstörungen bei Kindern und Jugendlichen.

Dabei werden jeweils *nichtsozialisierte aggressive Verhaltensstörungen* von *sozialisierten* unterschieden.

Demgegenüber werden unter der Überschrift „conduct disorders" im DSM-III-R 4 Gruppen aggressiven Verhaltens gebildet: ein Gruppentypus (ICD-312.20), ein solitär aggressiver Typus (ICD-312.00), ein undifferenzierter Typus (ICD-312.90) und ein Typus, der durch oppositionell-trotziges Verhalten gekennzeichnet ist (ICD-313.81).

Dadurch wird die ursprünglich dichotome Aufgliederung in sozialisierte und nichtsozialisierte Störungen teilweise verwischt. Diese von Jenkins u. Boyer (1968) eingeführte Unterscheidung orientiert sich an der Loyalität und Gewissensbildung aggressiv reagierender Jugendlicher. Richtet sich deren Aggressivität wahllos gegen alle Personen und Objekte, so sind sie dem „unsozialisierten Typus" zuzurechnen. Zeigen sich hingegen Unterschiede im aggressiven Verhalten (z. B. eine Loyalität gegenüber bestimmten Personen oder Gruppen), so gehört dieses Verhalten dem „sozialisierten Typus" an. Nachuntersuchungen an delinquenten Jugendlichen nach der Typologie von Jenkins u. Boyer (1968) haben ergeben, daß sich die so klassifizierten Gruppen auch 10 Jahre später noch im Hinblick auf ihre kriminelle Energie unterscheiden. Für die Probanden mit den *sozialisierten Störungen* war die Wahrscheinlichkeit, Delikte zu begehen, verurteilt oder eingesperrt zu werden, weitaus geringer als für die Gruppe mit nichtsozialisierten Störungen (Henn et al. 1980).

Auch *autoaggressive Verhaltensweisen* spielen in der Kinder- und Jugendpsychiatrie eine sehr wichtige Rolle. Selbstverletzendes Verhalten finden wir gehäuft bei geistig behinderten Menschen, bei bestimmten Stoffwechselstörungen wie dem Lesch-Nyhan-Syndrom und beim Cornelia-de-Lange-Syndrom, bei autistischen Kindern, bei Psychosen, seltener auch im Jugendalter bei chronifizierten Neurosen (etwa schweren Zwangsneurosen) oder Persönlichkeitsstörungen.

Im Hinblick auf das Zustandekommen selbstverletzenden Verhaltens existieren eine Reihe theoretischer Ansätze, die hier nicht im einzelnen diskutiert werden können. Unterschieden werden die psychodynamische Hypothese, die Stereotypiehypothese, die Entwicklungshypothese, die Vermeidungshypothese und die Hypothese der positiven Verstärkung (vgl. Remschmidt 1985).

Neuerdings versucht man, mit Hilfe eines ökobehavioralen Ansatzes, das Selbstverletzungsverhalten positiv zu beeinflussen.

Auch medikamentöse Ansätze (z. B. mit Hilfe von Lithium oder Neuroleptika) sind mit einem gewissen Erfolg versucht worden.

Aggressiv-delinquentes Verhalten finden wir häufig im Jugendalter, als Einzeldelinquenz oder aber auch im Rahmen der Gruppendelinquenz; dabei können wir verschiedene Arten von Gewaltdelikten unterscheiden. Herkömmlicherweise macht man eine Unterscheidung zwischen den Kategorien „Gewalt gegen Sachen (Vandalismus)" und „Gewalt gegen Personen".

Beides ist häufig kombiniert. Im Hinblick auf die Gruppendelinquenz spielen v. a. psychosoziale Einflüsse eine wesentliche Rolle. Auf sie wurde bereits hingewiesen.

Mißhandlungssyndrom

Ein den Kinderpsychiater sehr häufig beschäftigendes Problem sind die Kindesmißhandlungen. Wir wissen, daß gerade das Mißhandlungssyndrom („battered-child syndrome") geeignet ist, im Rahmen eines interaktionellen Modells die verschiedenen Komponenten für die Verursachung aggressiven Verhaltens einzeln zu analysieren.

Wir können Faktoren unterscheiden, die im Kind liegen, Faktoren, die durch die Eltern verkörpert werden und Familienmerkmale. Dies ist in Tabelle 1 dargestellt.

In diesem Ansatz werden auch *Wechselwirkungen* in die Betrachtung einbezogen, wobei man von 4 Grundannahmen ausgeht:

Tabelle 1. Determinierende Faktoren für das Zustandekommen einer Kindesmißhandlung

Kind	Eltern	Familienmerkmale
Niedriges Geburtsgewicht und Unreife (30%)	Mißhandlungen in der eigenen Vorgeschichte	Niedriges Einkommen Arbeitslosigkeit des Vaters
Mißbildungen und Deformationen Unerwünschtheit	Körperliche Züchtigung wird akzeptiert	Kinderreichtum
Entwicklungsstörungen (bis 70%)	Mangel an erzieherischer Kompetenz Hohe Rate an aggressivem Verhalten	Isolation von der Gemeinschaft
Normabweichendes und unerwartetes Verhalten	Niedrige positive und hohe negative Interaktionsrate	Streit und eheliche Auseinandersetzung
	Relativ niedriger Ausbildungsstand	
	Psychiatrische Erkrankung (Alkoholismus, Psychose, Persönlichkeitsstörungen)	
	Bestimmte Persönlichkeitszüge (mangelnde Impulssteuerung, Sensitivität, Isolationstendenz, hoher Angstpegel)	

1. Den Eltern fehlt ein adäquates erzieherisches Verhalten. Sie haben dieses in der eigenen Jugend nicht gelernt oder werden durch psychische Erkrankungen, Persönlichkeitsstörungen und aktuelle Konflikte daran gehindert, ein adäquates erzieherisches Verhalten anzuwenden.
   Die Eltern sind durch mangelhafte affektive Bindungen gekennzeichnet, sie haben auch nicht gelernt, mit schwierigen Situationen insgesamt und insbesondere innerhalb ihrer Familie fertigzuwerden.
2. Ein 2. Faktor wird in den mißhandelten Kindern gesehen. Diese weisen häufig besondere Merkmale auf, die sie leichter zum Opfer von Mißhandlungen werden lassen.
   Darauf wurde bereits eingegangen.
3. Aus den beiden ersten Faktoren ergibt sich eine besondere Form der sozialen Interaktion, d. h. die Neigung zur Gewaltanwendung bei den Eltern wird durch bestimmte Merkmale des Kindes *gleichsinnig* beeinflußt, so daß sich beide Faktoren addieren oder potenzieren können. Auf diese Weise kann es zu einer Eskalation der Gewaltanwendung kommen.
4. In diese Interaktion gehen aber auch Einflüsse seitens der *Umgebung* ein: Belastungen der Familie, niedriges Einkommen, Isolierung von der Gemeinschaft.
   Unter Berücksichtigung dieses Aspekts kann man auch sagen, daß es sich hier um ein multidimensionales Modell handelt, das biologische, psychologische und soziologische Einflüsse berücksichtigt und das Verhalten der Eltern wie der Kinder gleichermaßen einbezieht. In dieser Perspektive entstehen Kindesmißhandlungen in der Regel dadurch, daß durch die dargestellten kindlichen und elterlichen Faktoren sowie durch zusätzliche ungünstige soziale Situationen eine starke Belastung beim jeweiligen Elternteil oder bei beiden Beziehungspersonen entsteht.
   Treten *zusätzliche Belastungen* auf, so entlädt sich die Spannung in einer Aggression gegenüber dem hilflosesten Teil der Familie, dem Kind. So gesehen sind die meisten Kindesmißhandlungen Ausdruck der Unfähigkeit bzw. Hilflosigkeit von Eltern oder anderen Bezugspersonen, mit dem Kind und seinen speziellen Bedürfnissen umzugehen.
   Dabei mögen auch *biologische Faktoren* insofern eine Rolle spielen, als bestimmte Eigenschaften des Kindes bei den Eltern aggressives Verhalten leichter ermöglichen oder deren vorhandene Aggressionsbereitschaft *aktivieren*.

Modellvorstellungen aggressiven Verhaltens

Auf die zahlreichen und z. T. komplizierten Modelle und Modellvorstellungen zur Verursachung und Auswirkung aggressiven Verhaltens kann hier nicht im Detail eingegangen werden.
Ihre Vielzahl läßt sich aber m. E. auf einige wenige Grundgedanken reduzieren, wenn man vom Ballast vieler Zusatzannahmen absieht.
Stichwortartig können wir von *Aktionsmodellen*, von *Reaktionsmodellen* und von *Interaktionsmodellen* aggressiven Verhaltens sprechen.

Aktionsmodelle

Aktionsmodelle aggressiven Verhaltens gehen von einer *instinktiven Grundlage* und von einer *Aggressionsbereitschaft* aus, die auf genetische Dispositionen zurückgeführt wird.
Diese Modelle sind dem Tierreich entlehnt, es gibt aber auch beim Menschen klare Anhaltspunkte dafür, daß eine instinktive Grundlage für aggressives Verhalten existiert.
Dies hat die vergleichende Ethologie sowohl im Hinblick auf Analogien zwischen Mensch und Tier als auch im Hinblick auf transkulturelle Vergleiche deutlich zeigen können.
Die Substrate für den Mechanismus des Instinkts liegen im limbischen System, insbesondere in der Amygdala und dem zugehörigen Temporallappenbereich. Beobachtungen an Säuglingen liefern zahlreiche Beweise dafür, daß sie instinktiv emotionales Verhalten, auch unabhängig von Milieureizen, zeigen (z. B. Lächeln auch bei blinden Kindern, Ausdruck von Wut und Ärger).
Es dürfte auch für den Menschen zutreffen, daß die Aggressionsbereitschaft durch bestimmte Verhaltens- oder Ausdrucksmerkmale (Mimik, Gestik etc.) ihm angesehen werden kann.
Dies ist bei Affen inzwischen recht gut erforscht.
Aktionsmodelle sind andererseits aber einseitig, sie beziehen die zahlreichen Umweltfaktoren nicht in ausreichendem Maße ein. Immerhin kann auch gesagt werden, daß Aktionsmodelle ohne Reize aus der Umwelt keinen Erklärungswert haben. Sie schließen also Umgebungsereignisse keineswegs aus.

Reaktionsmodelle

Sie gehen primär davon aus, daß Aggression *stets eine Reaktion* auf Umgebungsreize darstellt.

Für strenge Anhänger eines Reaktionsmodells gibt es keine autochtone instinktgebundene Aggressivität oder eine Aggressionsbereitschaft. In diesem Sinne ist Aggression anerzogen. Sie wird erworben und kann durch Erlebnisse und Erfahrungen, mithin durch Lernen, gesteigert werden.

Ohne an der Bedeutung von Erfahrung und Lernen im geringsten zweifeln zu wollen, muß man aber doch sagen, daß Reaktionsmodelle ebenfalls einseitig sind und ethologischen Forschungsergebnissen widersprechen.

Das bekannteste Reaktionsmodell ist die 1939 von Dollard et al. aufgestellte Frustrations-Aggressions-Hypothese (vgl. Dollard et al. 1971).

Interaktionsmodelle und transaktionaler Ansatz

Interaktionsmodelle gehen als integrative Modelle von einer *Wechselwirkung* zwischen Aggressionsbereitschaft und äußeren Faktoren und der Mitwirkung von Lernprozessen aus. Sie versuchen, biologische, psychologische und soziale Aspekte zu integrieren. Biologische Aspekte sind in vielfältiger Weise an der Verursachung, Auslösung und Aufrechterhaltung gewaltaggressiven Verhaltens beteiligt. Sozialen bzw. situativen Einflüssen kommt häufig die Rolle des Auslösers und „Steigerers" aggressiven Verhaltens zu. Wichtige, jedoch nie ausschließlich wirksame Lernprozesse wirken dabei mit, z. B.: Lernen am Erfolg, Lernen am Modell – aber auch Selbstverstärkung.

Am Beispiel der Kindesmißhandlung wurde bereits ein interaktionsorientierter Ansatz, der mehrere Komponenten umfaßt, erläutert.

Interaktionsmodelle, deren Reichweite breit genug ist, umschließen sowohl biologische als auch psychologische und soziale Aspekte. Sie geben auch gute Ansatzpunkte für die Therapie, weil in allen Bereichen eine Interaktion im Prinzip möglich wird. Sie lassen sowohl eine medikamentöse Behandlung als auch psychotherapeutische Interventionen plausibel erscheinen und erlauben, sowohl in einer Akutsituation gezielt einzugreifen als auch im Sinne einer Langzeitperspektive zu wirken. Sie sind schließlich auch am besten in der Lage, das vielschichtige Wissen über aggressive Verhaltensweisen integrativ zu vereinigen.

Interaktionen bedeuten jedoch nicht passives Reagieren. Kinder, Jugendliche und Erwachsene sind nicht lediglich Objekte von Kräften, denen sie ausgeliefert sind. Sie können auch aktiv in ihre eigene Entwicklung eingreifen. Dies ist mit dem *transaktionalen Ansatz* gemeint. Eigendynamik und Selbstregulation sind ebenfalls konstituierende Bestandteile der Entwicklung. Sie zeigen sich sowohl in der aktiven Auswahl von Einflüssen, im Beziehungsgefüge zu anderen Menschen und im Bereich der Motivation, in dem es zur Verselbständigung im Sinne autonomer Motive kommen kann. Diese zeigen sich vielfach in Persönlichkeitsentwicklungen, die kraft Eigenmotivation in eine individuelle Verwirklichung einmünden, die sich weder durch biologische noch durch soziale Einflüsse begreifen läßt, sondern als die „Überrundung" dieser Einflüsse durch die freie Entscheidung einer Person (Remschmidt 1988).

Literatur

American Psychiatric Association (APA) (1980) Diagnostic and statistical manual of mental disorders, 3rd edition (DSM-III). American Psychiatric Association, Washington

American Psychiatric Association (APA) (1981) Diagnostic and statistical manual of mental disorders, 3rd edition revised (DSM-III-R). American Psychiatric Association, Washington

Bandura A, Walters RH (1959) Adolescent aggression. Ronald Press, New York

Bundeskriminalamt (Hrsg) (1990) Polizeiliche Kriminalstatistik 1989. BKA, Wiesbaden

Crynicki V (1978) Cerebral dysfunction in repetatively assaultive adolescents. J Nerv Ment Dis 166:59–67

Dollard J, Dobb LW, Miller NE, Mowrer OH, Sears RS (1971) Frustration and aggression (Deutsche Bearbeitung von W. Dammscheider und E. Mader). · Beltz, Weinheim Berlin Basel

Feshbach S (1970) Aggression. In: Mussen PH (ed) Carmichael's manual of child psychology, vol II. Wiley, New York, pp 159–259

Henn FA, Bardwell R, Jenkins RL (1980) Juvenile delinquents revisited: Adult criminal activity. Arch Gen Psychiatry 37:1160–1163

Huesmann LR, Lagerspetz K, Eron LD (1984) Intervening variables in TV violence-aggression relation: Evidence from two countries. Dev Psychol 20:746–775

Jenkins RL, Boyer A (1968) Types of delinquent behavior and background factors. Int J Soc Psychiatry 14:65–76

Lorenz K (1963) Das sogenannte Böse. Zur Naturgeschichte der Aggression. Borotha-Schoeler, Wien

Mattsson A, Schalling D, Olweus D, Löw H, Svensson J (1980) Plasmatestosterone, aggressive behavior, and personality dimensions in young male delinquents. J Am Acad Child Adolesc Psychiatry 19:476–490

Olweus D, Mattsson A, Schalling D, Löw H (1988) Circulating testosterone levels and aggression in adolescent males: A casual analysis. Psychosom Med 50:261–272

Ploog D (1975) Biologische Grundlagen aggressiven Verhaltens. In: Ehrhardt HE (Hrsg) Aggressivität, Dissozialität, Psychohygiene. Huber, Bern Stuttgart Wien

Remschmidt H (1985) Habituelle Verhaltensweisen. In: Remschmidt H, Schmidt MH (Hrsg) Kinder- und Jugendpsychiatrie in Klinik und Praxis, Bd III. Thieme, Stuttgart New York, pp 43–52

Remschmidt H (1988) Anlage-Umwelt-Problem. In: Remschmidt H, Schmidt MH (Hrsg) Kinder- und Jugendpsychiatrie in Klinik und Praxis, Bd I. Thieme, Stuttgart New York, pp 120–124

Remschmidt H (1989) Antisocial disorders, behavior and delinquency. Curr Opinion Psychiatry 2:490–496

Remschmidt H, Schmidt M (Hrsg) (1986) Multiaxiales Klassifikationsschema für psychiatrische Erkrankungen im Kindes- und Jugendalter nach Rutter, Shaffer und Sturge. Huber, Bern Stuttgart Toronto

Remschmidt H, Hacker F, Müller-Luckmann E, Schmidt MH, Strunk P (1990) Ursachen, Prävention und Kontrolle von Gewalt aus psychiatrischer Sicht. In: Schwind H-D, Baumann J (Hrsg) Ursachen, Prävention und Kontrolle von Gewalt. Analysen und Vorschläge der unabhängigen Regierungskommission zur Verhinderung und Bekämpfung von Gewalt. Duncker & Humblot, Berlin, S 157–292

Slaby RG, Roedell WC (1982) The development and regulation of aggression in young children. In: Psychological Development in the Elementary Years (Sonderdruck)

Wolff PH, Waber D, Bauermeister M, Cohen C, Ferber R (1982) The neuropsychological status of adolescent delinquent boys. J Child Psychol Psychiatry 23:267–279

Yeudall L (1977) Neuropsychological assessment of forensic disorders. Can Mental Health 25:7–16

Yeudall L, Fromm-Auch D, Davies P (1982) Neuropsychological impairment of persistant delinquency. J Nerv Ment Dis 170:257–265

Autoaggressives Verhalten – medikamentöse Behandlungsmöglichkeiten

HANS-JÜRGEN MÖLLER

Einleitung

Ziel der Darstellung soll es sein, die Ansätze zu referieren, die sich mit medikamentösen Behandlungsmöglichkeiten zur Beeinflussung des Zielsymptoms „suizidales Verhalten" und ihrer theoretischen Grundlagen beschäftigen. Untersuchungen, die sich nur sekundär über bestimmte Grunderkrankungen auf suizidales Verhalten beziehen lassen, z.B. Studien über die Anwendung von Antidepressiva bzw. Lithium zur Therapie oder Prophylaxe depressiver Erkrankungen oder über die Anwendung von Neuroleptika in der Therapie und Prophylaxe schizophrener Erkrankungen, bleiben ausgeklammert.

Dabei gehen wir von der klinisch plausiblen Hypothese aus, daß durch die Behandlung der jeweiligen Grunderkrankung mit Antidepressiva bzw. Neuroleptika nicht nur die spezifische Krankheitssymptomatik abnimmt, sondern auch die damit in Zusammenhang stehende Suizidalität. Daß diese Hypothese nur im allgemeinen gilt und daß es möglicherweise unter bestimmten Konditionen Abweichungen davon gibt, möglicherweise sogar im Sinne einer Induktion suizidalen Verhaltens, sei von vornherein eingeräumt. So wird z.B. in jüngster Zeit diskutiert, ob bestimmte Antidepressiva suizidales Verhalten induzieren können (Feuerstein u. Jackisch 1986; Montgomery u. Pinder 1987; Teicher et al. 1990; Rouillon et al. 1989). Hypothetisch wäre durchaus denkbar, daß bestimmte Antidepressiva aufgrund eines bestimmten Wirkungsmechanismus oder durch im individuellen Fall gegebene paradoxe Reaktionen suizidale Impulse/Handlungen bahnen könnten, letzteres wurde z.B. auch für Benzodiazepine kasuistisch beschrieben. Von Neuroleptika ist bekannt, daß sie insbesondere unter Langzeitmedikationsbedingungen pharmakogene Depressionen induzieren können, was indirekt in solchen Fällen zu einer Förderung suizidalen Verhaltens beitragen könnte (Müller 1982).

Autoaggressives Verhalten tritt in verschiedenen Erscheinungsformen auf. Neben suizidalem Verhalten (Suizidversuch, Suizid) sind insbesondere alle Arten der Selbstbeschädigung zu nennen, von manchen Autoren werden auch die Medikamenten-, Alkohol- und Drogensucht als autoaggressive Verhaltensweisen interpretiert (Hirsch 1989; Bock u. Overkamp 1986). Die folgenden Ausführungen beschränken sich auf das suizidale Verhalten.

Insgesamt steckt die Erforschung der medikamentösen Beeinflussung suizidalen Verhaltens, wenn man der hier skizzierten restriktiven Festlegung der Thematik folgt, noch ganz in den Anfängen. Stimuliert wurde sie in jüngster Zeit besonders durch die Serotoninmangelhypothese der Suizidalität, die in enger Beziehung zur Serotoninmangelhypothese der Aggressivität steht (Coccaro 1989; Wakelin 1988).

Verhältnis von Suizidalität und Aggressivität

Krankhaft gesteigertes aggressives Verhalten kommt im Rahmen verschiedener psychiatrischer Erkrankungen vor, z. B. bei schizophrenen Psychosen, hirnorganischen Abbauprozessen, Oligophrenien und Persönlichkeitsstörungen.

Bezieht man auch Autoaggressivität in das Aggressionskonzept mit ein, wofür einige neuere Befunde im Sinne einer Serotoninmangelhypothese gesteigerten aggressiven Verhaltens sprechen (Möller, 1992), so wären die Phänomene von Suizidalität und anderen Formen autoaggressiven Verhaltens (z. B. Selbstverstümmelung) zu bedenken (Abb. 1). Auch diese Phänomene wären auf zugrundeliegende Erkrankungen, z. B. Suizidalität im Rahmen depressiver Erkrankungen, schizophrener Erkrankungen, neurotischer Störungen, Persönlichkeitsstörungen, Sucht etc., zu beziehen.

Wenn auch die Zusammenfassung von Heteroaggressivität und Autoaggressivität unter ein Konzept der Aggressivität, wie sie gerade in jüngster Zeit im Rahmen der biologischen Psychiatrie, ausgehend von den Daten zur Serotoninmangelhypothese der Aggression, geschieht, sehr faszinierend ist, so muß doch immer wieder deutlich gemacht werden, welche unterschiedlichen Detailphänomene bei dieser theoretischen Konzeptbildung subsumiert werden, im Bereich der Autoaggressivität z. B. suizidales Verhalten (Suizidversuche sensu strictu, Suizide), parasuizidales Verhalten im Sinne Feuerleins (Feuerlein 1971), also Verhaltensweisen, bei denen die Intention der Selbsttötung nur nebenrangig ist oder überhaupt nicht vorliegt (parasuizidale Geste und parasuizidale Pause) und schließlich sonstige Akte der Selbstschädigung. Auch werden die jeweiligen Detailaspekte autoaggressiven und aggressiven Verhaltens bei dieser Konzeptualisierung in

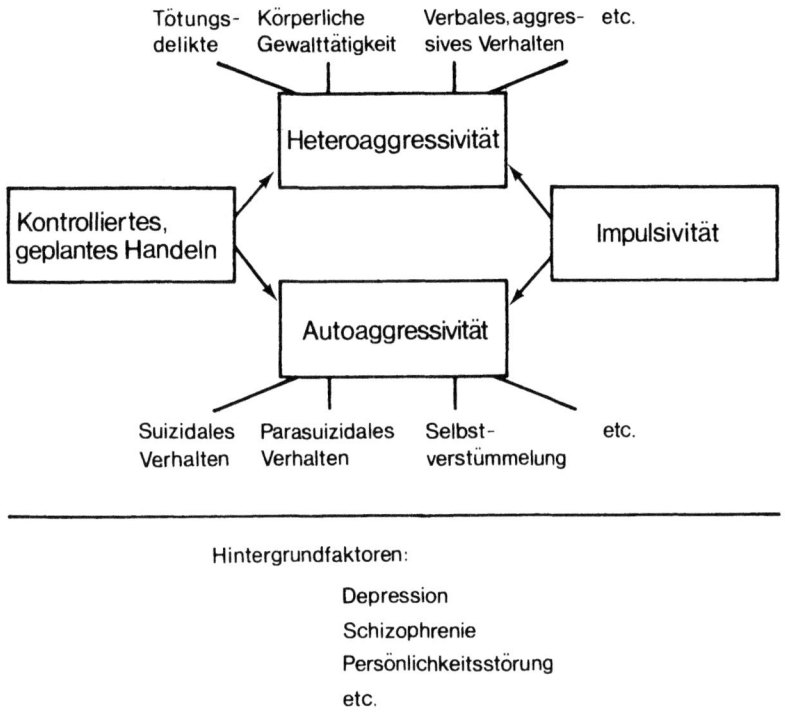

Abb. 1. Dimensionen und Teilaspekte der „Aggressivität"

der Regel nicht weiter berücksichtigt, obwohl es sicherlich einen großen Unterschied macht, ob z. B. ein geplantes Handeln oder ein impulsiver Akt vorliegt.

Bevor vorschnell eine Hypothese über die biologischen Grundlagen aggressiven Verhaltens oder seine therapeutischen Möglichkeiten auf das autoaggressive Verhalten übertragen werden kann, müßte jeweils die Gültigkeit dieser Hypothese für den anderen Phänomenbereich durch entsprechende Untersuchungen speziell geprüft werden. Das gleiche gilt für die jeweiligen Subkategorien aggressiven oder autoaggressiven Verhaltens und für die Beziehung aggressiven oder autoaggressiven Verhaltens zu verschiedenen Grundkrankheiten.

Die Zusammenfassung von Aggressivität und Autoaggressivität unter ein Gesamtkonzept hat im psychologischen/psychodynamischen Bereich eine lange Tradition durch die diesbezüglichen theoretischen Ansätze der psychoanalytischen Theorie (Menninger 1933). Darauf basierend, wurde eine Homöostase von Aggressivität und Autoaggressivität postuliert, die vielfach noch heute als Grundlage klinischer Überlegungen bei der Beurteilung der Suizidalität verwendet wird, nach dem Motto: fehlende Heteroaggressivität als Indikator von erhöhter Autoaggressivität/Suizidalität (Ringel 1953).

Jenseits psychodynamischer Theorien wurde in jüngster Zeit durch persönlichkeitsdiagnostische Untersuchungen mit dem Freiburger Persönlichkeits-Inventar (FPI) eine gewisse Beziehung zwischen aggressiven Persönlichkeitskomponenten und Suizidalität beschrieben. So erwies sich in der epidemiologischen Längsschnittstudie von Schweizer Rekruten (Angst u. Clayton 1986) der FPI-Faktor „Aggressivität" am engsten korreliert mit späterer Suizidalität. In einer eigenen Einjahreskatamnese an Patienten nach Suizidversuch fanden wir, daß die FPI-Faktoren „Aggressivität" und „Depressivität" am engsten korrelierten mit einem späteren Rezidiv suizidalen Verhaltens (Dietzfelbinger et al. 1988). In beiden Studien lagen allerdings die Korrelationswerte sehr niedrig.

Verhältnis von Suizidalität und Depression

Suizidales Verhalten und Depressionen überlappen zwar in einem gewissen Ausmaß (Whitlock 1977), es ist aber sicherlich eine falsche Annahme, Depressionen als Voraussetzung jeglichen suizidalen Verhaltens anzusehen. Die Enge der in verschiedenen Studien gefundenen Assoziation hängt u. a. stark von der Selektion der Stichproben, von den diagnostischen Erhebungsmethoden und von sonstigen Beurteilungskriterien ab. Insbesondere spielt eine Rolle, ob z. B. auch kurzfristige depressive Verstimmungen, wie sie geradezu für Persönlichkeitsstörungen charakteristisch sind, schon als depressives Syndrom aufgefaßt werden, was u. E. das „depressive Syndrom" im Sinne einer klinischen psychopathologischen Einheit völlig inflationieren und damit für die Belange der klinischen Diagnostik entwerten würde. Auch spielt bei derartigen Untersuchungen eine große Rolle, ob nur die Erstdiagnosen gezählt oder ob Zweit- und ggf. Drittdiagnosen einbezogen werden. Schließlich ist von Wichtigkeit, ob man nur von Querschnittsdaten ausgeht (wie oft sind bei einer Stichprobe von Suizidpatienten bzw. Suiziden Depressionen nachweisbar?) oder aber ob man Längsschnittsaspekte miteinbezieht. (Wie oft kommt es im Verlauf von affektiven Psychosen und neurotischen Depressionen zu Suizidversuchen bzw. Suiziden?)

Aufgrund all dieser Diskrepanzen kommt es in der Literatur zu sehr unterschiedlichen Angaben über die Koexistenz von depressiven

Syndromen und suizidalem Verhalten. Um die Streuung der Häufigkeitsangaben anzudeuten, seien hier zunächst einige Befunde aus Querschnittserhebungen genannt. Krupinski et al. (1965) beschrieben von 96 Suizidenten (Suizidversuche und vollendete Suizide) nur 7 als endogen-depressiv und 15 als neurotisch-depressiv. Flood u. Seager (1968) fanden 45 endogen Depressive und 14 neurotisch Depressive in einer Stichprobe von 73 Suizidfällen. Barraclough et al. (1974) diagnostizierten depressive Erkrankungen bei 64 von 100 durch Suizid Verstorbenen. Beskow (1979) fand depressive Syndrome bei 45%, depressive Symptome bei 85% von 271 an Suizid Verstorbenen. In der Edinburgh-Studie über Parasuizidenten (Kreitman et al. 1969) lagen depressive Erkrankungen bei 28% der Männer und 40% der Frauen vor. Die größte Kategorie bildeten Patienten mit Persönlichkeitsstörungen. Häfner et al. (1983) beschrieben an einem Sample von 211 Personen mit Suizidversuchen, die ambulant oder stationär am Zentralinstitut für Seelische Gesundheit in Mannheim versorgt wurden, 24% als depressiv. In unserer eigenen Untersuchung an 485 Patienten mit Suizidversuch durch Intoxikation, die in der Toxikologischen Abteilung des Klinikums rechts der Isar in München stationär behandelt wurden, stuften wir 4% als endogen-depressiv und 19% als neurotisch-depressiv ein; außerdem litten 32% der Patienten an akuten oder längerdauernden, vorwiegend depressiven reaktiven Störungen (Möller et al. 1987). Zusammengefaßt besteht bei diesen Querschnittserhebungen die Tendenz, daß die Anzahl schwerer depressiver Syndrome, insbesondere endogen-depressiver Syndrome, zunimmt, wenn das Sample nicht nur aus Suizidversuchspatienten besteht, sondern auch an Suizid Verstorbene einbezogen werden.

Bezieht man Längsschnittverläufe mit ein, so kann man auf der Grundlage verschiedener katamnestischer Studien über Kohorten depressiv Erkrankter, die mindestens 1mal in psychiatrischer oder psychiatrisch-klinischer Behandlung standen, ein Mortalitätsrisiko durch Suizid von etwa bis zu 15% – abhängig vom Untersuchungszeitraum (zwischen 3 und 33 Jahren) – feststellen (Poldinger 1968; Ciompi u. Lai 1969; Pitts u. Winokur 1964). Pokorny (1964) hat in einer prospektiven Studie die Suizidmortalität eines Samples von 11 580 Erstaufnahmen eines amerikanischen psychiatrischen Krankenhauses untersucht und bei depressiven Syndromen ein rund 30fach höheres Suizidrisiko als in der Allgemeinbevölkerung gefunden.

Insgesamt kann man sagen, daß zwar Depressionen eine enge Assoziation mit suizidalem Verhalten haben, daß suizidales Verhalten aber auch im Kontext einer Reihe anderer psychischer Störungen auftritt, ohne daß jeweils ein depressives Syndrom als Zwischenglied erkennbar ist. Diese einschränkende Aussage gilt in noch stärkerem Maße für endogene Depressionen. Wenn auch die Gefahr lebensbedrohlicher Suizidversuche bei endogenen Depressionen bzw. endogenen Psychosen als besonders hoch eingeschätzt wird, darf nicht vergessen werden, daß der weitaus größere Teil der Patienten, die wegen Suizidalität bzw. wegen eines Suizidversuchs behandelt werden, nicht an einer solchen Erkrankung leidet, sondern an nichtpsychotischen Störungen mit depressiver und häufig auch nichtdepressiver Symptomatik.

Die Tatsache, daß ein Suizidversuch in der Vorgeschichte der beste Prädiktor für künftiges suizidales Verhalten ist (Bürk u. Möller 1985) und nicht bestimmte psychiatrische Erkrankungen, läßt darüber hinausgehend daran denken, daß bei bestimmten Menschen eine Disposition vorliegt, unter bestimmten Bedingungen (z. B. belastende Lebensereignisse, psychische Erkrankungen) suizidal zu reagieren.

Das Anliegen, eine medikamentöse Behandlungsstrategie für zum Suizidversuch neigende Patienten zu entwickeln, und zwar auch für solche Patienten, bei denen keine bekanntermaßen gut mit Psychopharmaka behandelbaren Krankheiten zugrunde liegen, ist wegen der geschilderten zahlenmäßigen Relationen von großer Bedeutung. Zwar könnte man einwenden, daß für den so definierten Personenkreis am besten psychotherapeutische Maßnahmen geeignet wären, eine solche Auffassung geht aber an der Realität vorbei. Die Realität nämlich zeigt, daß Suizidalität bzw. die Neigung zu Suizidversuchen oft auch psychotherapeutisch nur schwer beeinflußbar ist und daß obendrein die Bereitschaft, eine solche Behandlung anzunehmen, häufig fehlt (Möller 1989).

Eine besondere Problemgruppe unter diesem Aspekt sind die Patienten, die wiederholt Suizidversuche durchführen, die sog. „repeater". Auf das besonders hohe Risiko dieser Gruppe für weiteres suizidales Verhalten wiesen wir in einer entsprechenden Einjahreskatamnese von Patienten hin, die bereits wenigstens 2 Suizidversuche durchgeführt hatten. Im Einjahreszeitraum nach dem letzten Suizidversuch hatten 22,5% ein Rezidiv suizidalen Verhaltens (Suizidversuch oder Suizid), 5% starben an Suizid. Setzt man das so errechnete Suizidrisiko von 5% in bezug zu dem durchschnittlichen Risiko, in der BRD in einem Jahr an Suizid zu sterben, so wird die extreme Zunahme des Suizidrisikos bei dieser speziellen Patientenklientel deutlich. Ein Großteil dieser Patienten mit Mehrfachsuizidversuchen leidet an Persönlichkeitsstörungen; dabei handelt es sich v. a. um narzißtische, hysterische oder Borderline-Persönlichkeiten im Sinne der DSM-III-Diagnostik (Torhorst et al. 1984). Erfahrungsgemäß sind gerade diese Patienten außerordentlich schwer für eine längerfristige psychotherapeutische Betreuung zu motivieren, und ein weniger Eigenaktivität erfordernder medikamentöser Behandlungsansatz wäre bei dieser Zielgruppe von großem Nutzen.

Bisherige Erfahrungen mit einer medikamentösen Rezidivprophylaxe bei Suizidpatienten

Die bisherigen Ansätze der medikamentösen Behandlung suizidalen Verhaltens waren, wenn man von der Behandlung depressiver oder schizophrener Patienten mit Antidepressiva bzw. Neuroleptika und der dadurch bedingten Reduktion suizidalen Verhaltens im Rahmen der so erreichten Besserung der Grunderkrankung absieht, sehr gering. Als Zielgruppe für eine medikamentöse Therapie suizidalen Verhaltens, das nicht direkt mit Depressionen, Schizophrenien oder anderen schwereren psychiatrischen Erkrankungen verbunden ist, sind insbesondere Patienten mit mehrfachen Suizidversuchen („repeater"), deren stark impulsives suizidales Verhalten meist in Zusammenhang mit schweren Persönlichkeitsstörungen steht, gewählt worden.

In der 1. Studie (Montgomery u. Montgomery 1982) wurde als Medikation ein Antidepressivum gewählt. Eine explizite Hypothese – warum ein Antidepressivum – wurde nicht formuliert. Wahrscheinlich erfolgte der Therapieversuch mit einem Antidepressivum unter der plausiblen Hypothese, daß möglicherweise auch bei den Suizidversuchen im Rahmen von Persönlichkeitsstörungen eine zumindest kurzfristige depressive Verstimmung vorliegt; ein Gedanke, den Montgomery in jüngster Zeit weiterverfolgt und zum Konzept der „brief depression" in Beziehung gesetzt hat (Montgomery 1991). Bei der Auswahl des Antidepressivums waren nicht die biochemischen Wirkungsschwerpunkte entscheidend, sondern vorwiegend Verträglichkeitsaspekte. In dieser Studie wurden je 20 persönlichkeitsgestörte Suizidpatienten (Schizophrenien, Depressionen, organische Psychosyndrome ausgeschlossen: nach DSM-III v. a. Borderline-Persönlichkeiten und hysterische Persönlichkeiten) mit 2 oder mehr Suizidversuchen in der Vorgeschichte randomisiert zugeteilt auf eine Behandlung mit 30 mg Mianserin oder eine Placebobehandlung über 6 Monate. Es ergab sich kein Unterschied bezüglich der Rezidivquote. An der Studie könnte kritisiert werden, daß die Mianserin-Dosis nach heutigen Dosierungsvorstellungen zu niedrig war.

Bei der 2. Studie (Montgomery et al. 1979) wurde ebenfalls die theoretische Ausgangsposition nicht expressis verbis formuliert. Es ist aber anzunehmen, daß der Therapieversuch mit einem relativ niedrig dosierten Neuroleptikum gewählt wurde aus der klinischen Erfahrung, daß Patienten mit Persönlichkeitsstörungen sehr stark zu Stimmungsschwankungen neigen und daß durch den emotionell stabilisierenden Effekt eines Neuroleptikums das Risiko von Stimmungsschwankungen und damit einhergehender abrupter Suizidalität gemindert werden sollte. Die Studie wurde mit dem gleichen Studiendesign durchgeführt, aber jetzt wurde die Gabe von 20 mg Flupentixoldecanoat (alle 4 Wochen) gegenüber Placebo verglichen. Dabei zeigte sich die Experimentalgruppe signifikant überlegen. Diese Studie gibt einen ersten Hinweis dafür, daß durch eine derartige medikamentöse Prophylaxe Suizidversuchsrezidive bei derartigen Patienten (persönlichkeitsgestörte „repeater") weitgehend reduziert werden können.

Aus den Placebo-Ergebnissen der beiden Studien ging die hohe Rückfallgefährdung der so ausgewählten Patienten hervor, die über 50 % in dem 6-Monats-Zeitraum liegt und nach der Schätzung von Montgomery 650mal höher als in der Allgemeinbevölkerung ist (Montgomery u. Montgomery 1982).

Eine weitere Studie von Hirsch et al. (1982) ist wegen der Kürze des Behandlungszeitraums (6 Wochen) und wegen Unklarheiten der diagnostischen Zuordnung schwer zu interpretieren und soll deshalb hier nicht referiert werden.

Die Serotoninmangelhypothese suizidalen Verhaltens

Es lag nahe, analog zur Forschung bei Depressiven, durch Metabolitenstudien (z. B. Bestimmung von Hydroxyindolessigsäure als Indikator für den Serotoninmetabolismus, Homovanillinmandelsäure als Indikator für den Dopaminmetabolismus, Methoxyhydroxyphenylglykol als Maß für den Noradrenalinmetabolismus) im Liquor bzw. im Plasma von Patienten nach Suizidversuch bzw. an Post-mortem-Material (Gehirn, Plasma) von Suizidenten zu untersuchen, ob sich Hinweise für einen Mangel wichtiger zentralnervöser Transmitter finden lassen. Nach den interessanten Befunden von Asberg et al. (1976) über eine erniedrigte Hydroxyindolessigsäurekonzentration im Liquor bei Suizidpatienten, die als Indikator für einen Serotoninmangel in den zentralnervösen Synapsen interpretiert wurde, rückten diesbezügliche Metabolitenstudien ins Zentrum des Interesses, wenn auch weiterhin sporadisch Metaboliten anderer Transmitter untersucht wurden und z. T. pathologische Befunde erhoben werden konnten. Am konsistentesten blieben aber bisher in den weiteren Untersuchungen Befunde über eine erniedrigte Hydroxyindolessigsäure (HIES) im

Liquor von Suizidenten, die allerdings an Post-mortem-Gehirnen von an Suizid Verstorbenen nur begrenzt Entsprechung fanden (Möller 1984; Asberg u. Nordström 1988).

Die erste Studie von Asberg et al. (1976) an 68 depressiven Patienten zeigte, daß Suizidversuche gehäuft bei solchen depressiven Patienten auftreten, die eine niedrige HIES-Konzentration im Liquor haben. Obendrein waren die Suizidversuche von depressiven Patienten mit erniedrigter HIES-Konzentration im Liquor aggressiver (Erhängen, tiefe Schnittverletzungen am Handgelenk, Gasvergiftung im Gegensatz zu sonstigen Intoxikationen) als bei anderen Patienten. Diese Untersuchungsergebnisse konnten von mehreren unabhängigen Forschergruppen prinzipiell repliziert werden (Tabelle 1), zum Teil an größeren Fallzahlen. Obwohl die Patientenselektion in den verschiedenen Studien sehr unterschiedlich und das Merkmal „depressiv" meist unzureichend operationalisiert ist, bleibt die Konsistenz der Ergebnisse beachtlich. Das gilt besonders, wenn man obendrein noch die Fehleranfälligkeit des biochemischen Nachweises der Hydroxyindolessigsäure berücksichtigt (Asberg et al. 1981).

Es gibt einige Hinweise, die dafür sprechen, daß es sich bei der erniedrigten HIES-Konzentration nicht um eine „state"-abhängige Variable, sondern eher um eine „Trait-Variable" handelt (s. unten). In diese Richtung spricht auch, daß Montgomery u. Montgomery (1982) eine Assoziation zwischen erniedrigtem HIES-Spiegel im Liquor und einer Suizidversuchsanamnese fanden. In einer anderen

Tabelle 1. Untersuchungen über 5-HIES-Konzentrationen (*5-HIES-K.*) im Liquor von Patienten mit Suizidversuch (*SV*) bzw. Suizidalität (Möller 1984; Asberg u. Nordström 1988)

Autoren*	Probanden	Befund
Asberg et al. 1976	68 Depressive	SV häufiger bei Patienten mit niedriger 5-HIES-K.
Vestergaard et al. 1978	29 Depressive	SV bzw. Suizide gleich häufig bei Patienten mit niedriger oder hoher 5-HIES-K.
Brown et al. 1980	22 Patienten mit Persönlichkeitsstörung	Bei Patienten mit SV in der Vorgeschichte 5-HIES-K. niedriger
Agren et al. 1980	33 Depressive (»major depressive disorder«)	Bei Patienten mit Suizidgedanken 5-HIES-K. erniedrigt

Tabelle 1. Fortsetzung

Autoren	Probanden	Befund
Träskman et al. 1981	30 nach SV hospitalisierte Patienten	Bei den Patienten mit SV niedrigere 5-HIES-K. als bei 45 gesunden Kontrollprobanden
Brown et al. 1982	12 Patienten mit Borderline-Störung	Bei den 5 Patienten, die einen SV durchgeführt hatten, niedrigere 5-HIES-K.
Van Praag 1982	203 Depressive	47% mit niedriger 5-HIES-K. hatten vor Aufnahme ins Krankenhaus einen SV durchgeführt, 20% der Patienten mit normaler 5-HIES-K.
Banki u. Arato 1983	62 depressive Frauen	6 Patienten mit aggressivem SV hatten niedrigere 5-HIES-K. als die 13 Patienten mit nicht aggressivem SV und 46 nicht suizidalen Patienten
Banki et al. 1984	141 stationär behandelte Patientinnen der Psychiatrie	Negative Korrelationen mit 5-HIES-K., besonders bei Patienten mit aggressiven SV
Ninan et al. 1984	8 suizidale und 8 nichtsuizidale schizophrene Patienten	Erniedrigte 5-HIES-K. bei den suizidalen Patienten
Lopez-Ibor et al. 1985	21 Depressive	Häufiger SV und höhere Suizidalitäts-Scores bei Patienten mit niedriger 5-HIES-K.
Roy et al. 1985	54 chronisch schizophrene Patienten	Keine Unterschiede der 5-HIES-K. bei den 27 Patienten mit und den 27 Patienten ohne SV
Edman et al. 1986	7 psychiatrisch erkrankte Patienten mit SV und 7 gesunde Kontrollprobanden	Niedrigere 5-HIES-K. bei den Patienten mit SV
Roy et al. 1986	27 depressive Patienten und 22 gesunde Kontrollprobanden	Ein niedriges HVA-5-HIES-K.-Verhältnis war bei 19 Patienten mit SV häufiger
Secunda et al. 1986	132 uni- und biolare primäre Major depressive-disorder-Patienten	Kein Unterschied der 5-HIES-K. zwischen 19 Patienten mit aktuellem SV und 38 Patienten ohne SV

* Literaturzitate s. in Möller 1984 und in Asberg u. Nordström 1988.

Studie untersuchte die Gruppe um Asberg (Träskman et al. 1981) 30 Patienten mit Suizidversuch, die aufgrund von nach dem Suizidversuch erhobenen Schätzskalendaten unterteilt wurden in Depressive (n = 8) und Nichtdepressive (Angstzustände, Persönlichkeitsstörungen). Schizophrene und Alkoholiker waren von vornherein ausgeschlossen. Die HIES-Konzentration im Liquor war bei der untersuchten Gruppe niedriger als in einer sonst vergleichbaren Kontrollgruppe. Der diesbezügliche Unterschied war am größten bei den depressiven Suizidenten mit aggressiven Suizidversuchen, blieb aber auch noch signifikant bei den nichtdepressiven Suizidversuchen, und zwar sowohl bei denen mit aggressivem Suizidversuch wie bei denen mit nichtaggressivem Suizidversuch. Diese Befunde wurden noch deutlicher nach Alters- und Größenkorrektur der Daten. Man kann also sagen, daß sowohl aggressive wie nichtaggressive Suizidversuche assoziiert sind mit einer niedrigeren Konzentration von Hydroxiindolessigsäure im Liquor, verglichen mit einer Kontrollgruppe. Der Unterschied ist am größten für aggressive Suizidversuche.

Von der Gruppe um Asberg wurde auch der prädiktive Wert der Hydroxyindolessigsäure im Liquor bei 119 Patienten mit Depressionen und/oder Suizidversuchen analysiert (Träskman et al. 1981; Asberg und Nordström 1988). Dabei zeigte sich, daß 22 % der Patienten mit einer niedrigen HIES-Konzentration im Liquor innerhalb eines Jahres nach Entlassung an Suizid starben. Als Trennpunkt wurde dabei die Konzentration gewählt, die niedriger lag als der Median der Gesamtgruppe (92,5 nmol/l).

Aus den Daten ist ersichtlich, daß sich die genannten Befunde nicht einfach aus der Depression der untersuchten Patienten erklären lassen, sondern daß sie ein partiell eigenständiges Phänomen darstellen, das auch unabhängig von der Depression zu beobachten ist. In diesem Zusammenhang ist interessant für die Theoriebildung, daß Serotonin bei Tieren aggressives und impulsives Verhalten kontrolliert. In diese Richtung weisen auch Befunde am Menschen. So fanden z. B. Brown et al. (1979) eine Assoziation zwischen Persönlichkeitsstörungen mit aggressiven und dissozialen Tendenzen und niedriger HIES-Konzentration im Liquor. Auch fand sich eine Assoziation zwischen 47-XYY-Syndrom und niedrigen HIES-Spiegeln im Liquor (Bioulac et al. 1980). In die gleiche Richtung gehen Befunde der Asberg-Gruppe, die bei Mördern erniedrigte Hydroxyindolessigsäurespiegel im Liquor fanden (Lidberg et al. 1985) und die an einem klinischen Sample unter Verwendung von Rorschach-Test-Dimensionen eine Korrelation zwischen Aggressivität und niedrigen Hydroxyindolessigsäurewerten im

Liquor fanden (Rydin et al. 1982). Zusammengefaßt können alle diese Daten in die Richtung interpretiert werden, daß eine erniedrigte HIES-Konzentration möglicherweise als „Trait"-Marker für eine Störung der Aggressions- bzw. Impulskontrolle angesehen werden kann (Möller 1984).

Wenn auch die empirischen Daten einen relativ gut belegten Zusammenhang zwischen erniedrigten 5-Hydroxiindolessigsäurewerten im Liquor von Suizidalen und Aggressiven ergeben, so muß man kritisch trotzdem daran danken, daß möglicherweise nicht Auto-/Aggressivität, sondern Impulsivität den eigentlichen Bezugsrahmen der eben genannten biochemischen Befunde darstellt. So fanden Linnoila et al. (1983) im Liquor von impulsiven Gewalttätern niedrigere 5-Hydroxiindolessigsäurespiegel als bei Tätern, die ihre Taten vorplanten. Nach Soubrié (1986) hilft eine erhöhte serotonerge Aktivität, das Ende einer Periode abzuwarten, während der die Gefahr zu impulsiven Handlungen groß ist, z. B. nach einem äußeren Reiz, bei Gefühlen der Frustration.

Medikamentöse Ansätze auf der Basis der Serotoninmangelhypothese suizidalen Verhaltens

Diesbezügliche Untersuchungen an Patienten, die nicht an einer Depression leiden, wurden – abgesehen von einer noch nicht abgeschlossenen, von Montgomery durchgeführten Vergleichsstudie zwischen Mianserin und Fluoxetin bei Patienten nach Suizidversuch – bisher nicht gemacht. Hinsichtlich der mit Depressionen im Zusammenhang stehenden Suizidalität sind Befunde aus Studien mit spezifischen Serotonin-Reuptakehemmern von Interesse (Wakelin 1988). So zeigten Montgomery et al. (1981) in einer Vergleichsstudie von Zimelidin mit Amitriptylin, daß Suizidgedanken unter dem spezifischen Serotonin-Reuptakehemmer schneller abklingen als unter Amitriptylin (Abb. 2). In analoger Weise wurde von Amin et al. (1984) gezeigt, daß sich unter Fluvoxamin Suizidgedanken schneller zurückbildeten als unter den Vergleichsbedingungen Imipramin bzw. Placebo (Abb. 3). In beiden Studien war hinsichtlich der Depressivität kein Unterschied zwischen den jeweiligen Verumvergleichsgruppen, so daß die Hypothese, daß das spezielle biochemische Wirkprofil für die schnellere Besserung der Suizidalität von Relevanz sein könnte, plausibel scheint. Ähnliche Befunde wurden auch für Fluoxetin im Vergleich zu Mianserin berichtet (Muijen et al. 1988). Auch der Befund, daß Clomipramin als einziges der klassischen Trizyklika eine wesentlich geringere Quote von Suiziden aufweist als andere Trizyklika (Möller u. Dietzfelbinger 1991), könnte im Kontext dieser Hypothese als mit dem vorwiegend serotonergen Wirkungsmechanismus zusammenhängend erklärt werden.

In analoger Richtung (also im Kontext der Verbesserung der serotonergen Transmissionen) wurden von Müller-Oerlinghausen (1989) auch empirische Daten aus der Berliner Lithiumkatamnese interpretiert, die darauf hinweisen, daß Lithium bei Patienten mit affektiven Psychosen offensichtlich einen antisuizidalen Effekt hat, der über den rezidivprophylaktischen Effekt hinausgeht. Auch berichtete er kasuistisch von einem schizophrenen Patienten, dessen repetitiv-aggressives und suizidales Verhalten nicht durch die Kombination von Neuroleptika mit Benzodiazepinen beherrschbar war, aber nach der Zugabe von Lithium zu Neuroleptika aufhörte.

Allerdings blieben diese Befunde über den therapeutischen Effekt von Serotonin-Reuptakehemmern auf suizidale Gedanken nicht ohne gegenteilige Befunde. In einer Multicenterstudie, in der der spezifische Serotonin-Reuptakehemmer Paroxetin mit Amitriptylin vergli-

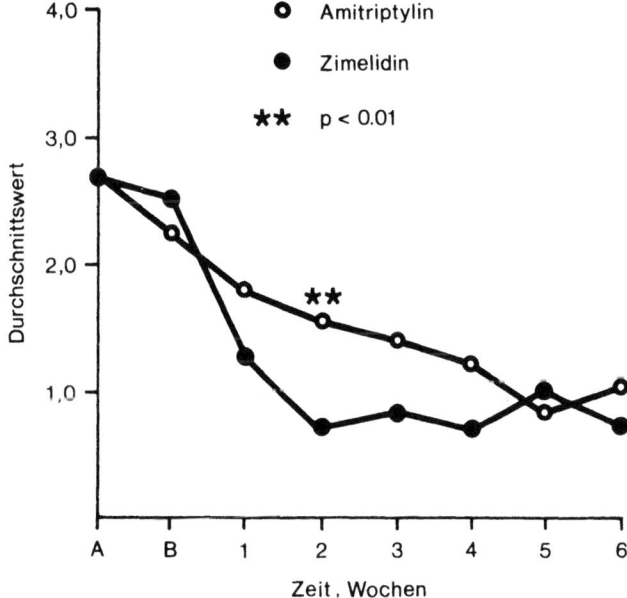

Abb. 2. MADRS-Beurteilung (Durchschnittswerte) für Item 10 (Suizidgedanken) zu Beginn der Placebo-Periode (A) und der medikamentösen Therapie (B) sowie wöchentlich während der Studie (Montgomery et al. 1981)

chen wurde, zeigte sich kein Unterschied hinsichtlich des Einflusses auf suizidale Gedanken (Möller et al., in Vorbereitung). Das gleiche gilt für die Untersuchungen über den selektiven Serotonin-Reuptakehemmer Fluoxetin im Vergleich zu anderen Antidepressiva (Beasley et al., 1991). Es muß noch geprüft werden, ob ggf. der strenge Ausschluß von Patienten mit suizidalen Gedanken in diesen letztgenannten Studien die negativen Ergebnisse erklären könnte. Erwähnt werden sollte auch, daß eine Reduktion suizidaler Gedanken bei Depressiven auch für ein Antidepressivum beschrieben wurde, das nicht zur Serotonin-Wiederaufnahmehemmung führt. Aus den Daten aus 3 Antidepressivastudien, die nach den gleichen Versuchsprotokollen in der gleichen Institution durchgeführt wurden, leiteten Montgomery et al. (1978) ab, daß Mianserin einen besonders positiven Effekt auf die Rückbildung suizidaler Gedanken hat. Allerdings muß dieses Ergebnis mit Vorbehalten gesehen werden, da die Beweisführung methodisch nicht unproblematisch ist.

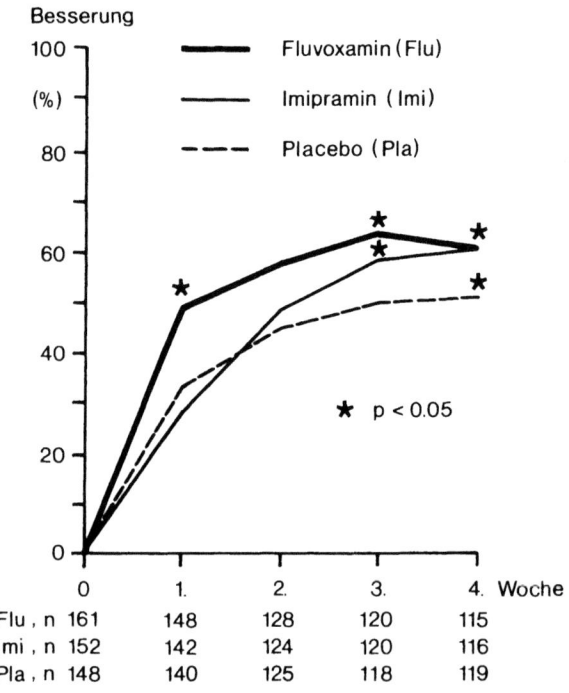

Abb. 3. Durchschnittliche Besserung der HAMD-Skalierung für Suizidgedanken ($^*p < 0{,}05$). (Aus Amin et al. 1984).

Selbst wenn die Hypothese als weiterhin gültig beibehalten wird, müßte unbedingt in weiteren Studien gezeigt werden, daß der antisuizidale Effekt sich nicht nur auf suizidale Gedanken, sondern auch auf konkretes suizidales Verhalten von Patienten bezieht, und daß er auch noch vorhanden ist bei suizidalen Patienten, die nicht an einer Depression leiden, sondern z. B. an einer Persönlichkeitsstörung.

Inzwischen wurden neue Substanzen, sog. Serenika, entwickelt, die spezifisch antiaggressive Wirkung haben sollen. Ihre Wirkungsweise wird in Zusammenhang gebracht mit einer spezifischen Wirkung auf Subtypen des Serotoninrezeptors, nämlich einer agonistischen Wirkung auf 5-HT$_{1B}$-Bindungsstellen. Sie erreichen im Tierversuch ihre antiaggressive Wirkung, ohne besonders sedativ oder stimulierend zu wirken. Rein theoretisch ergibt sich die Hoffnung, basierend auf den dargestellten Überlegungen zur Serotoninmangelhypothese autoaggressiven Verhaltens, daß die Serenika möglicherweise nicht nur gegen aggressives Verhalten, sondern auch gegen autoaggressives Verhalten beim Menschen eingesetzt werden könnten, eine Hypothese, die unbedingt klinisch überprüft werden sollte.

Literatur

Amin MM, Ananth JV, Coleman BS, Darcourt G, Furkas T, Goldstein B, Lapierre YD, Paykel E, Wakelin JS (1984) Fluvoxamine antidepressant effects confirmed in a placebo-controlled international study. Clin Neuropharmacol 7, Suppl 1:S80–S81

Angst J, Clayton P (1986) Premorbid personality of depressive, bipolar, and schizophrenic patients with special references to suicidal issues. Compr Psychiatry 27:511–532

Asberg, M, Nordström P (1988) Biological correlates of suicidal behavior. In: Möller HJ, Schmidtke A, Welz R (eds) Current issues of suicidology. Springer, Berlin Heidelberg New York Tokyo, pp 221–241

Asberg M, Träskman L, Thoren P (1976) 5-HIAA in the cerebrospinal fluid. A biochemical suicide predictor? Arch Gen Psychiatry 33:1193–1197

Asberg M, Bertilsson L, Rydin E, Schalling D, Thorén P, Träskman-Bendz L (1981) Monoamine metabolites in cerebrospinal fluid in relation to depressive illness, suicidal behaviour and personality. In: Angrist B, Burrows, G, Lader M, Lingjaerde O, Sedvall G, Wheatley D (eds) Recent advances in neuropsychopharmacology. Adv Biol Sci 31:257–271

Barraclough B, Bunch J, Nelson B, Sainsbur P (1974) A hundred cases of suicide: clinical aspects. Br J Psychiatry 125:355–373

Beasley CM, Dornseif BE, Bosomworth JC, Sayler ME, Rampey AH, Heiligenstein JH, Thompson VL, Murphy DJ, Masica DN (1991) Fluoxetine and suicide: a meta-analysis of controlled trials of treatment for depression. Br Med J 303:685–692

Beskow J (1979) Suicide and mental disorder in Swedish men. Acta Psychiatr Scand [Suppl] 277:1–138

Bioulac B, Benezich M, Renaud B, Noel B, Roche D (1980) Serotonergic dysfunction in the 47,xyy syndrome. Biol Psychiatry 15:917–923

Bock KD, Overkamp F (1986) Vorgetäuschte Krankheit. Beobachtungen bei 44 Fällen aus einer Medizinischen Klinik und Vorschlag einer Subklassifikation. Klin Wochenschr 64:149–164

Brown GL, Goodwin FK, Ballenger JC, Goyer PF, Major LF (1979) Aggression in humans correlated with cerebrospinal fluid amine metabolites. Psychiatry Res 1:131–139

Bürk F, Möller HJ (1985) Prädiktoren für weiteres suizidales Verhalten bei nach einem Suizidversuch hospitalisierten Patienten. Eine Literaturübersicht. Fortschr Neurol Psychiatr 53:259–270

Ciompi L, Lai GP (1969) Dépression et vieillesse. Huber, Bern

Coccaro EF (1989) Central serotonin and impulsive aggression. Br J Psychiatry 155, Suppl 8:52–62

Dietzfelbinger T, Kurz A, Torhorst A, Möller HJ (1988) Description and prognostic value of standardized procedures for determining remarkable personality traits in patients following a suicide attempt. In: Möller HJ, Schmidtke A, Welz R (eds) Current issues of suicidyology. Springer, Berlin Heidelberg New York Tokyo, pp 328–340

Feuerlein W (1971) Selbstmordversuch oder parasuizidale Handlung? Nervenarzt 42:127–130

Feuerstein TJ, Jackisch R (1986) Why do some antidepressants promote suicide? Psychopharmacology 90:422

Flood RA, Seager CP (1968) A retrospective examination of psychiatric case records of patients who subsequently committed suicide. Br J Psychiatry 114:443–450

Häfner H, Welz R, Gorenc K, Kleff F (1983) Selbstmordversuche und depressive Störungen. Schweiz Arch Neurol Neurochir Psychiatr 133:283–294

Hirsch M (Hrsg.) (1989) Der eigene Körper als Objekt. Zur Psychodynamik selbstdestruktiven Körperagierens. Springer, Berlin Heidelberg New York Tokyo

Hirsch SR, Walsh C, Draper R (1982) Parasuicide. A review of treatment interventions. J Affective Disord 4:299–311

Kreitman N, Philips AE, Greerand S, Gabley CR (1969) Parasuicide. Br J Psychiatry 115:746–747

Krupinski J, Polke P, Stoller A (1965) Psychiatric disturbances in attempted and completed suicide in Victoria during 1963. Med J Aust 52:773–778

Lidberg L, Tuck JR, Asberg M, Scalia-Tomba GP, Bertilsson L (1985) Homicide, suicide and CSF 5-HIAA. Acta Psychiatr Scand 71:230–236

Linnoila M, Virkkunen M, Scheinin M, Nuutila A, Rimon R, Goodwin FK (1983) Low cerebrospinal fluid 5-hydroxiindolacetic acid concentration differentiates impulsive from nonimpulsive violent behaviour. Life Sci 33:2609–2614

Menninger KA (1933) Psychoanalytic aspects of suicide. Int J Psychoanal 14:376–390

Möller HJ (1984) Biochemische Hypothesen und medikamentöse Behandlungsmöglichkeiten suizidalen Verhaltens. In: Welz R, Möller HJ (Hrsg) Bestandsaufnahme der Suizidforschung. Epidemiologie, Prävention und Therapie. Roderer, Regensburg, S 111–127

Möller HJ (1989) Efficacy of different strategies of aftercare for patients who have attempted suicide. J Roy Soc Med 82:643–647

Möller HJ (1992) Ansätze zu einer medikamentösen Behandlung autoaggressiven Verhaltens. In: Gaebel W, Laux G (Hrsg) Biologische Psychiatrie. Synopsis 1990/91. Springer, Berlin Heidelberg New York Tokyo, S 262–266

Möller HJ, Dietzfelbinger T (1991) Zur unterschiedlichen Toxizität psychotroper Medikamente bei Suizidversuch. In: Wedler H, Möller HJ (Hrsg) Körperliche Krankheit und Suizid. Roderer, Regensburg, S 231–241

Möller HJ, Bürk F, Kurz A, Torhorst A, Wächtler C, Lauter H (1987) An empirical study of different aftercare strategies for patients who attempted suicide: the effect of psychotherapy on compliance and outcome. In: Daly RJ, Sand EA (eds) Psychological treatment of mental illness. Research strategies and designs. Springer, Berlin Heidelberg New York Tokyo, pp 67–76

Montgomery SA (1991) Neuroleptika, Suizidalität und rezidivierende kurze Depression. In: Pöldinger W (Hrsg) Niedrigdosierte Neuroleptika bei ängstlich-depressiven Zustandsbildern und psychosomatischen Erkrankungen. Braun, Karlsruhe, S 89–94

Montgomery SA, Montgomery DB (1982) Pharmacological prevention of suicidal behavior. J Affective Disord 4:291–298

Montgomery SA, Pinder RM (1987) Do some antidepressants promote suicide? Psychopharmacology 92:265–266

Montgomery S, Cronholm B, Asberg M, Montgomery DB (1978) Differential effects on suicidal ideation of mianserin, maprotiline and amitriptyline. Br J Clin Pharmacol 5:77S–80S

Montgomery SA, Montgomery DB, Rani SJ, Roy PH, Shaw PJ, McAuley R (1979) Maintenance therapy in repeated suicidal behaviour. A placebo-controlled trial. In: Proceedings of 10th International Congress of Suicide Prevention and Crisis Intervention, Ottowa, pp 227–229

Montgomery SA, McAuley R, Rani SJ, Roy D, Montgomery DB (1981) A double-blind comparison of zimelidine and amitriptyline in endogenous depression. Acta Psychiatr Scand 63, Suppl 290:314–327

Müller P (Hrsg.) (1982) Zur Rezidivprophylaxe schizophrener Psychosen. Enke, Stuttgart

Müller-Oerlinghausen B (1989) Pharmakotherapie pathologischen aggressiven und autoaggressiven Verhaltens. In: Pöldinger W, Wagner W (Hrsg) Aggression, Selbstaggression, Familie und Gesellschaft. Springer, Berlin Heidelberg New York Tokyo, S 121–134

Muijen M, Roy D, Silverstone T, Mehmet A, Christie M (1988) A comparative clinical trial of fluoxetine, mianserin and placebo in depressed outpatients. Acta Psychiatr Scand 78:384–390

Pitts FN, Winokur G (1964) Affective disorder. III. Diagnostic correlates and incidence of suicide. J Nerv Ment Dis 139:176–181

Pöldinger W (1968) Die Abschätzung der Suizidalität. Huber, Bern

Pokorny AO (1964) Suicide rates in various psychiatric disorders. J Nerv Ment Dis 139:499–506

Ringel E (1953) Der Selbstmord. Abschluß einer krankhaften psychischen Entwicklung. Maudrich, Wien

Rouillon F, Phillips R, Serrurier D, Ansart E, Gérard MJ (1989) Rechutes de dépression unipolaire et efficacité de la maprotiline. Encephale 15:527–534

Rydin E, Schalling D, Asberg M (1982) Rorschach ratings in depressed and suicidal patients with low levels of 5-hydroxyindoleacetic acid in cerebrospinal fluid. Psychiatry Res 7:229–243

Soubrié P (1986) Neurones serotonergiques et comportement. J Pharmacol 17:107–112

Teicher MH, Glod C, Cole JO (1990) Emergence of intense suicidal preoccupation during fluoxetine treatment. Am J Psychiatry 147:207–210

Torhorst A, Möller HJ, Bürk F, Kurz A, Wächtler C, Lauter H (1984) Ein-Jahres-Katamnese bei einer Stichprobe von 485 Patienten nach Suizidversuch. In: Welz R, Möller HJ (Hrsg) Bestandsaufnahme der Suizidforschung. Epidemiologie, Prävention und Therapie. Regensburg, Roderer, S 142–152

Träskman L, Asberg M, Bertilsson L, Sjöstrand L (1981) Monoamine metabolites in CSF and suicidal behavior. Arch Gen Psychiatry 38:631–636

Wakelin JS (1988) The role of serotonin in depression and suicide: Do serotonin reuptake inhibitors provide a key? Adv Biol Psychiatry 17:70–83

Whitlock FA (1977) Depression and suicide. In: Burrows GD (ed) Handbook of studies on depression. Amsterdam, Excerpta Medica, pp 379–403

Pharmakotherapeutische Ansätze bei Aggression

BRUNO MÜLLER-OERLINGHAUSEN

Einleitung

Pathologisch gesteigerte Aggressivität spielt bei vielen psychiatrisch relevanten Formen gestörten Erlebens und Verhaltens eine Rolle, ja steht nicht selten an vorderster Stelle der behandlungsbedürftigen Symptome bzw. begründet die Behandlungsbedürftigkeit; denn die Notwendigkeit des ärztlichen Handelns, ggf. auch gegen den Willen des Kranken, ergibt sich u. a. aus dem Tatbestand der Selbst- oder Fremdgefährdung. Symptome gesteigerter Aggressivität finden sich etwa bei folgenden psychiatrischen Störungen:
- psychomotorische Erregungszustände,
- manische Syndrome,
- akute und chronische Schizophrenie,
- Persönlichkeitsstörungen (ICD 301.3; „erregbare Persönlichkeit",
- „Sexualstraftäter" etc.),
- Epilepsie,
- hyperkinetisches Syndrom im Kindesalter,
- Demenz,
- Oligophrenie.

Erinnert sei auch daran, daß etwa bei chronisch-schizophrenen Patienten trotz adäquater neuroleptischer Medikation die immer wieder aufbrechenden, nicht beherrschbaren aggressiven Zustände gelegentlich das eigentliche soziale Problem und den Grund einer dauernden stationären Unterbringung darstellen können.

Dabei geht bekanntlich die erhöhte Fremdaggression oftmals mit einer Neigung zu schweren autoaggressiven Handlungen einher.

Möglichkeiten der pharmakologischen Therapie

Die gängigen psychiatrischen Lehrbücher widmen diesem Problem verblüffend wenig Raum. Mit einem kurzem Hinweis auf die Wirksamkeit von Neuroleptika bei psychomotorischen Erregungszuständen scheint oftmals das Problem für den Autor erledigt zu sein. Eine neuere Übersicht zur pharmakologischen Behandlung gewalttätiger Patienten beginnt mit den Sätzen: „Die menschliche Aggression ist ein vielfältig determiniertes Verhalten. Aggression ist kein Syndrom, und es gibt kein spezifisches Pharmakon für ihre Behandlung" (Britzer 1988). Sowohl auf der Seite der Behandler wie auf der Seite der Patienten scheint die Problematik der Aggression im psychiatrischen Alltag gern verdrängt zu werden. Eine früher einmal von uns angestellte unsystematische Nachfrage in einigen deutschen psychiatrischen Kliniken ergab, daß dort meist kein größeres Problem im Umgang mit chronischer oder akuter Aggressivität gesehen wurde. Vermutet werden kann wohl, daß in manchen Fällen die großzügige Anwendung von Neuroleptika das Problem erledigen hilft. Auf der anderen Seite ist uns von kinder- und jugendpsychiatrischer Seite auch ein sehr großes Interesse an verbesserten spezifischen Behandlungsmöglichkeiten bei dieser Indikation signalisiert worden.

Neuroleptika, Benzodiazepine, Stimulanzien

In der Vergangenheit sind als „antiaggressive Medikation" v. a. *Neuroleptika, Benzodiazepine* und *Stimulanzien* verwendet worden. Dazu ist jedoch kritisch anzumerken, daß die antiaggressive Wirkung von Neuroleptika wohl unspezifisch ist und entsprechende Begleiteffekte impliziert. Benzodiazepine haben nicht nur eine belegte, wenn auch wahrscheinlich unspezifisch antiaggressive Wirkung beim Menschen, sondern sie können, wie etwa Alkohol, aggressionssteigernd wirken, – diese aggressiogene Wirkung kann auch im Tiermodell unter entsprechenden Bedingungen gezeigt werden (Olivier et al. 1991). Interessant erscheint in diesem Zusammenhang das Ergebnis einer neueren Studie von Bond u. Lader (1988), wonach Lorazepam eine sehr viel ausgesprochenere aggressiogene Wirkung hatte als Oxazepam. Einen entsprechenden Hinweis hatten Arana et al. schon 1986 gegeben.

Wenn auch die antiaggressive Wirkung von Neuroleptika im Rahmen der Behandlung akuter schizophrener oder manischer Psychosen allgemein akzeptiert ist, so finden sich doch in der Literatur auch Hinweise auf paradoxe Wirkungen von Neuroleptika bzw. auf einen hohen Prozentsatz an Nichtrespondern bei chronisch-stationären aggressiven Patienten (Yudofsky et al. 1987).

β-Rezeptorenblocker, Carbamazepin, Tryptophan

Interessant erscheint die Anwendung von β-Rezeptorenblockern, insbesondere Propranolol, bei Patienten mit behandlungsbedürftiger Aggression verschiedener Genese. Insbesondere liegen Beobachtungen bei Patienten mit hirnorganischem Psychosyndrom vor. Es handelt sich allerdings fast ausschließlich um Einzelfallberichte bzw. offene Studien. Die benutzten Dosen zeigen eine enorme Streubreite von 60 bis 1440 (!) mg Propranolol/Tag. Aus einer vergleichenden Studie von Mattes (1988) ergeben sich einige Hinweise darauf, daß die Wirkung von Propranolol günstiger bei Patienten mit Aufmerksamkeitsdefiziten ist, während Carbamazepin wirksamer ist bei Patienten mit der DSM-III-Diagnose „intermittent explosive disorder". Der Wirkungsmechanismus der β-Rezeptorenblocker ist bislang nicht klar. Ausgangspunkt ihrer Anwendung war der experimentell in manchen Modellen bzw. Situationen beobachtete oder postulierte Zusammenhang zwischen erhöhter noradrenerger Aktivität und Aggressivität. β-Adrenorezeptoren kommen im limbischen System vor. Da aber zumindest an durch Septumläsion aggressiv gemachten Ratten auch das Stereoisomer D-Propranolol, das kaum β-Rezeptorenblockierende Eigenschaften hat, aggressionshemmend ist (Delini-Stula u. Vassout 1979), erscheint es zweifelhaft, ob überhaupt die zentrale β-blockierende Wirkung von Propanolol dessen Wirksamkeit erklärt. Möglicherweise ist die bekannte Wirkung auf die $β_2$-Rezeptoren der Muskelspindel eher für die klinische Wirksamkeit verantwortlich zu machen – im Sinne einer Dämpfung von „hyper-arousal". Wesentlich wichtiger aber ist vielleicht die vielfach belegte serotonerge Wirkung von β-Rezeptorenblockern, d. h. der 5-HT_{1A}-Rezeptorantagonismus. Möglicherweise kann – scheinbar paradox – die antiaggressive Wirksamkeit von β-Rezeptorenblockern verstärkt werden durch Kombination mit Weckaminen, die ja insbesondere bei erhöhter Aggressivität im Kontext von Konzentrationsstörungen und hyperkinetischen Syndromen eingesetzt werden. Die antiaggressive Wirkung von Stimulanzien selbst ist bislang nur unzureichend untersucht worden. Bekannt ist, daß höhere Dosen von Amphetaminen usw. beim Menschen und Tier eine erhöhte Aggressivität auslösen können.

Carbamazepin ist relativ oft untersucht worden; es wirkt nach einigen Berichten deutlicher antiaggressiv bei Patienten mit ausgeprägten EEG-Veränderungen (Mattes 1986).

Im Zusammenhang mit heute diskutierten biologischen Korrelationen von Aggressivität bzw. Störungen der Impulskontrolle erscheint die Frage interessant, inwieweit Tryptophan eine antiaggressive Wirkung besitzt. In der Tat wurde von Morand et al. (1983) in einem placebokontrollierten Crossover-Experiment an 12 schizophrenen Patienten aus einer forensisch-psychiatrischen Institution eine Abnahme der Aggressivität (Buss-Durkee-Skala und stationäre Beobachtung) unter Tryptophan im Vergleich zur Placeboperiode gesehen. Der Effekt war v. a. bei Patienten mit hohen Skalenausgangswerten und einer hohen Zahl vorangegangener schwerer aggressiver Handlungen wie Mord usw. deutlich.

Lithiumsalze

Besonders gut untersucht und wegen ihrer in den letzten Jahren zunehmend diskutierten und anerkannten serotoninagonistischen Wirkungen auch theoretisch wichtig ist die antiaggressive Wirksamkeit von Lithiumsalzen (Wickham and Reed 1987). Sie gewinnt um so mehr Bedeutsamkeit, nachdem sich in den letzten 2 Jahren die Evidenz verstärkt hat, daß Lithiumsalze möglicherweise spezifisch auch suizidales Verhalten antagonistisch beeinflussen können. Die antiaggressive Wirkung von Lithium ist seit den frühen 70er Jahren insbesondere durch Sheard von der Yale-Universität in verschiedenen Tiermodellen und auch am Menschen gezeigt worden. Als Ursache wurden auf der Verhaltensebene neben einem quasi direkten Einfluß auf die Impulskontrolle eine veränderte Wahrnehmung aggressionsauslösender Stimuli oder andere Änderungen der Randbedingungen für die Aggressionsauslösung diskutiert.

Über einen ersten klinischen Versuch an 12 Gefangenen eines Hochsicherheitstrakts in den USA wurde schon 1971 von Sheard berichtet. Eindeutig belegt wurde die Wirksamkeit von Lithium in einer entsprechenden Doppelblindstudie an 66 nichtpsychotischen jugendlichen Insassen einer Besserungsanstalt 1976 (Sheard et al. 1976). Im 3. Monat der Lithiumbehandlung wurden im Vergleich zur Placebophase überhaupt keine schweren Regelverstöße der Probanden mehr beobachtet. Dagegen wurde die Zahl leichterer Regelverstöße nicht verändert.

In der 1987 publizierten Doppelblindstudie von Craft et al. konnte ein antiaggressiver Effekt von Lithium bei 73% der Patienten mit einer geistigen Behinderung gezeigt werden (vgl. auch Tyrer et al. 1984). An Kindern mit aggressiven Verhaltensstörungen (DSM III: „aggressiv, nicht sozialisierbar") fanden Magda Campbell (Campbell et al. 1983) eine äquivalente antiaggressive Wirkung von Lithium und Haloperidol im Vergleich zu Placebo, wobei jedoch unter Haloperidol bedeutend mehr relevante Nebenwirkungen in Kauf genommen werden mußten.

Wir selbst haben vor einigen Jahren den eindrucksvollen Fall eines völlig therapieresistenten und deswegen jahrelang hospitalisierten chronisch-aggressiven schizophrenen Patienten beschrieben, bei dem die Hinzugabe von Lithium zu einem bestehenden neuroleptischen Regime innerhalb weniger Wochen zum langfristigen Verschwinden sowohl des schweren fremd- wie selbstaggressiven Verhaltens führte (Cabrera et al. 1986).

„Serenika"

In den letzten beiden Jahren bahnt sich eine besonders interessante und vielversprechende Entwicklung an, nachdem mit der verbesserten Kenntnis der verschiedenen Serotoninrezeptortypen nun auch Substanzen entwickelt werden, die spezifisch agonistisch oder antagonistisch auf z. B. 5-HT_1- oder 5-HT-_2-Rezeptoren einwirken. Dabei sind unter der Vorstellung eines Zusammenhangs zwischen v. a. dem 5-HT_{1B}-Rezeptor und aggressivem Verhalten Substanzen synthetisiert worden, die im Tierversuch sehr spezifisch verschiedene Formen von aggressivem Verhalten hemmen, ohne das sonstige, z. B. lokomotorische oder explorative Verhalten der Tiere zu beeinflussen. Man hat derartige Substanzen „Serenika" genannt (Olivier et al. 1986); ein besonders interessanter Vertreter ist das Eltoprazin, das von Olivier u. Mos (1988) ausführlich untersucht wurde.

Eltoprazin wirkt dosisabhängig auf verschiedene Komponenten der territorialen Aggression.

Ein noch besser geeignetes Modell für diese Substanzklasse scheint die durch elektrische Stimulation des Hypothalamus ausgelöste offensive Aggression bei der Ratte zu sein. Man kann dosisabhängig die Schwellenstromstärke messen, mit der dieses Verhalten sowie 2 weitere Verhaltensparameter – Zähneklappern und allgemeiner Bewegungsdrang – ausgelöst werden.

Dosen von 2 mg lösen einen deutliche Effekt aus – in etwa Verdoppelung der benötigten Stromstärke –, während die unspezifischen Verhaltensparameter nicht beeinflußt werden.

Im Vergleich dazu hat das Benzodiazepin Chlordiazepoxid erst in hohen Dosen einen Effekt, hemmt aber gleichzeitig deutlich die Lokomotion, während bei Haloperidol keine dosisabhängigen Effekte, wohl aufgrund der starken Hemmung der Lokomotion, nachweisbar sind.

Eltoprazin ist inzwischen in die Phase I der klinischen Arzneimittelprüfung gegangen, und erste Phase-II-Versuche haben begonnen. Die Substanz ist bei gesunden Versuchspersonen relativ gut verträglich.

Sie wird derzeit an Patienten mit dementiellen Syndromen, Oligophrenie und an neuroleptisch eingestellten schizophrenen Patienten auf klinisch relevante antiaggressive Wirkungen untersucht. Dabei waren die Ergebnisse bei dementen Patienten nicht sehr überzeugend; allerdings war die durchschnittliche Aggressivität auch nicht sehr stark ausgeprägt. Ein deutlicher und v. a. schnell einsetzender Effekt zeigte sich bei geistig behinderten Patienten, v. a. bei solchen, bei denen hohe Ausgangswerte auf der SDAS-Skala bestanden. Die Studie an den schizophrenen Patienten hat zumindest erste Evidenz erbracht, daß keine wesentlichen Wechselwirkungen mit Neuroleptika aufzutreten scheinen; auch antiaggressive Effekte konnten teilweise beobachtet werden.

Insgesamt sind die bisherigen Ergebnisse interessant und dürften weitere und ausgedehnte Studien an verschiedenen Populationen mit pathologischer Aggression rechtfertigen.

In Deutschland bestehen leider erhebliche rechtliche Schwierigkeiten, um entsprechende klinische Untersuchungen durchführen zu können. Wir haben aber immerhin und erfreulicherweise erreichen können, daß der Hersteller pharmakopsychologische Untersuchungen an gesunden Versuchspersonen in Deutschland stimulieren und unterstützen wird. Auf die Ergebnisse warten wir mit Spannung.

Zusammenfassung

Ich habe zu zeigen versucht, daß eine gewisse Diskrepanz zu bestehen scheint zwischen der offenbar weitverbreiteten Praxis einer mehr oder minder unspezifischen Medikation verschiedener aggressiver Störungen und den schon heute vorhandenen Möglichkeiten einer differenzierteren und theoretisch besser begründeten antiaggressiven Therapie.

Es ist dringend zu wünschen, daß sich eine breitere Forschung auf diesem Gebiet entwickelt.

Voraussetzungen hierfür wären allerdings:
1. die Entwicklung geeigneter Aggressionsmodelle in der experimentellen Psychologie, die eine entsprechende Humanforschung bzw. pharmakologische Forschung zulassen;
2. die Entwicklung geeigneter Instrumente für die Messung von Aggression und Aggressivität bei gesunden Versuchspersonen und bei Patienten mit psychiatrischen Diagnosen;
3. eine vorurteilsfreie breitere Diskussion der mit einer solchen Forschung natürlicherweise verbundenen ethischen Fragen, ohne daß

gleich das politische Gespenst von sog. Kriegsforschung beschworen wird;
4. die Entwicklung von biologisch-psychiatrischen Konzepten einer optimierten Pharmakotherapie, die sich sowohl von dem obwaltenden Primat der psychiatrischen Nosologie wie von der Forderung nach einer Monotherapie möglicherweise freimachen und sich verstärkt auf neuere biologische Befunde stützen muß.

Literatur

Arana GW, Kanter F, Ornsteen ML (1986) Efficacy of lorazepam versus lorazepam with haloperidol for acute psychotic disorder. Vortrag bei APA 1986 Washington
Bond A, Lader M (1988) Differential effects of oxazepam and lorazepam on aggressive responding. Psychopharmacology 95:369–373
Brizer DA (1988) Psychopharmacology and the management of violent patients. Psychiatr Clin North Am 11:551–568
Cabrera JF, Körner W, Müller-Oerlinghausen B (1986) Erfolgreiche kombinierte Neuroleptika-Lithium-Behandlung eines chronischen schizophren Kranken mit rezidivierendem aggressivem Verhalten. Nervenarzt 57:366–369
Campbell M, Small AM, Green WH, Jennings SJ, Perry R, Bennett WG, Anderson L (1984) Behavioral efficacy of haloperidol and lithium carbonate. A comparison in hospitalized aggressive children with conduct disorders. Arch Gen Psychiatry 41:650
Craft M, Ismail IA, Krishnamurti D, Mathews J, Regan A, Seth RV, North PM (1987) Lithium in the treatment of aggression in mentally handicapped patients. Br J Psychiatry 150:685–689
Delini-Stula A, Vassout A (1979) Differential effects of psychoactive drugs on aggressive responses in mice and rats. In: Sandler M (ed) Psychopharmacology of aggression. Raven Press, New York, pp 41–60
Mattes JA (1986) Psychopharmacology of temper outbursts. J Nerv Ment Dis 174:464–470
Mattes JA (1988) Carbamazepine versus Propanolol for rage outbursts. Psychopharmacol Bull 24:179–182
Morand C, Young SN, Ervin FR (1983) Clinical response of aggressive schizophrenics to oral tryptophan. Biol Psychiatry 18:575–578
Mos J, Olivier B (1989) Quantitative and comparative analyses of pro-aggressive actions of benzodiazepines in maternal aggression of rats. Psychopharmacology 97:152–153
Olivier B, van Dalen D, Hartog J (1986) A new class of psychoactive drugs, serenics. Drugs Future 11:473–499
Olivier B, Mos J (1988) Serotonine, serenics, and aggressive behaviour in animals. In: Sinkels JA, Blijleven W (eds) Depression, anxiety, and aggression. Medidact, Amsterdam, pp 133–166
Olivier B, Mos J, Miczek KA (1991) Ethopharmacological studies of anxiolytics and aggression. Eur Neuropsychopharmacol 1:97–100
Sheard MH (1971) Effect of lithium on human aggression. Nature 230:113–114

Sheard MH, Marini JL, Bridges CI, Wagner E (1976) The effect of lithium on impulsive aggressive behaviour in man. Am J Psychiatry 133/12:1409–1413

Tyrer SP, Walsh A, Edwards DE, Berney TP, Stephens DA (1984) Factors associated with a good response to lithium in aggressive mentally handicapped subjects. Prog Neuropsychopharmacol Biol Psychiatry 8:751–755

Wickham EA, Reed JV (1987) Lithium for the control of aggressive and self-mutilating behaviour. Int Clin Psychopharmacol 2:181–190

Yudofsky SC, Stevens L, Silver J (1987) Pharmacological treatment of aggression. Psychiatr Ann 17:397–407

Verhaltenstherapeutische Ansätze zur Ärger- und Aggressionskontrolle

MICHAEL LINDEN

Verhaltenstherapeutische Modelle von Aggression und Ärgerreaktionen

Ärger und Aggressionen gehören in das Repertoir menschlicher Emotionen und Verhaltensmöglichkeiten. Sie werden zu einem Problem und ggf. auch zu einem pathologischen Phänomen, wenn sie dysfunktional werden. Eine Dysfunktionalität kann von außen wie auch sehr viel häufiger von Betroffenen selbst definiert werden. Parameter sind z. B. ein Mißverhältnis in der Intensität, der Dauer, der Frequenz oder der Qualität der Reaktion selbst bzw. auch ihrer Konsequenzen. Hierbei gibt es fließende Übergänge zwischen sog. normalen und pathologischen Reaktionen. Allerdings gilt, daß es unbeschadet dieser Übergangszone eindeutig als dysfunktional bzw. pathologisch zu bezeichnende Ärger- und Aggressionszustände gibt. Des weiteren ist festzustellen, daß Ärger – so normal er auch im alltäglichen menschlichen Leben sein mag – doch in sehr vielen Situationen des modernen Lebens negativ zu bewerten ist, weil es dadurch zu einer Reduktion der Problembewältigungskompetenz kommt. Wer beispielsweise Schwierigkeiten hat, einen Faden durch ein Nadelöhr zu ziehen, der mag verständlicherweise ärgerlich werden, seine Erfolgschancen werden damit allerdings eher noch schlechter. Aus dieser Überlegung ist die Grauzone zwischen normalen und pathologischen Ärger- und Aggressionszuständen im Zweifelsfalle eher dem dysfunktionalen Bereich zuzuordnen.

Unter der Voraussetzung, daß eine Ärger- oder Aggressionsreaktion als dysfunktional zu bezeichnen ist, kann sie als Sonderform der Störungen der Affekt- und Impulskontrolle angesehen werden und gehört speziell unter verhaltenstherapeutischer Perspektive in die Obergruppe der Selbstkontrollstörungen (Abb. 1). Es gibt eine Reihe von Selbstkontrollstörungen, die nicht zugleich auch Impulskontrollstörungen sind, z. B. die Arbeitsstörungen. An Impulskontrollstörungen selbst gibt es wiederum eine ganze Reihe von Formen, z. B. neben

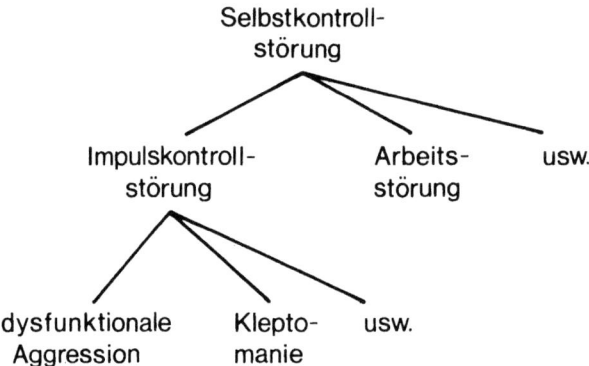

Abb. 1. Aggression als Selbstkontroll- und Impulskontrollstörung

der hier interessierenden dysfunktionalen Aggression die Kleptomanie. Diese Zuordnung dysfunktionaler Aggressionen zur erweiterten Oberkategorie gibt bereits erste wichtige Hinweise, wie Ärger und aggressives Verhalten verhaltenstherapeutisch eingeordnet werden und in welche Richtung eine Problemanalyse und letztlich auch eine Therapie zu gehen hat.

Verhaltensanalyse von Ärger und Aggressionsverhalten

Um zu verstehen, wie eine verhaltenstherapeutische Behandlung aussehen kann, ist zunächst das Prinzip der sog. Verhaltensanalyse kurz zu erläutern und auf das Beispiel Aggression anzuwenden. Abbildung 2 zeigt schematisch das allem verhaltenstherapeutischen Denken zugrundeliegende Verhaltensanalysemodell (siehe z. B. Reinecker 1987). Verhalten wird danach als ein Prozeß in der Zeit verstanden, der eingebunden ist in Antezedenzen und Konsequenzen. Will man verstehen, warum ein bestimmtes Verhalten wann in welcher Form und welcher Intensität auftritt, dann muß sich die Analyse auf den Gesamtprozeß von vorausgehendem Stimulus über personeninterne Prozesse bis hin zu den nachfolgenden Konsequenzen erstrecken.

Nach dem Verhaltensanalysemodell steht auf der Zeitachse am Anfang ein Stimulus. Dieser muß vom betroffenen Individuum wahrgenommen werden, er kann zu unmittelbaren organischen, d. h. physiologischen, biochemischen oder sonstigen biologischen Reaktionen führen. Er wird immer auch eine kognitive Repräsentation erfahren. Beide Primärprozesse sind sowohl von der Anlage wie von der

Lerngeschichte abhängig. Soweit Primärreaktionen anlage- bzw. konstitutionsabhängig sind, werden die Stimuli als unbedingte Stimuli bezeichnet; soweit es sich um gelernte Reiz-Reaktions-Verbindungen handelt, seien sie physiologischer oder kognitiver Art, spricht man von bedingten Stimuli. Wichtig ist auch, daß sich beide Primärprozesse wechselseitig beeinflussen, d. h. beispielsweise, daß ein Stimulus deshalb kognitiv als negativ wahrgenommen werden kann, weil er auf der physiologischen Ebene eine unangenehme Erregung hervorruft bzw. umgekehrt ein physiologisches Arousal deshalb hervorgerufen werden kann, weil ein Stimulus kognitiv negativ repräsentiert ist (Schachter 1964). Auch unmittelbare oder primäre Stimmungszustände können, wie aus der Depressionsforschung bekannt ist (Hautzinger 1983), die Wahrnehmung von Stimuli, d. h. die kognitive Repräsentation beeinflussen. Kognitive Repräsentation und Organismusreaktion zusammen führen zu einer Stimulusinterpretation. Wie bereits der griechische Philosoph Epiktet wußte, erschrecken uns nicht die Dinge an sich, sondern das Bild, das wir uns von den Dingen machen.

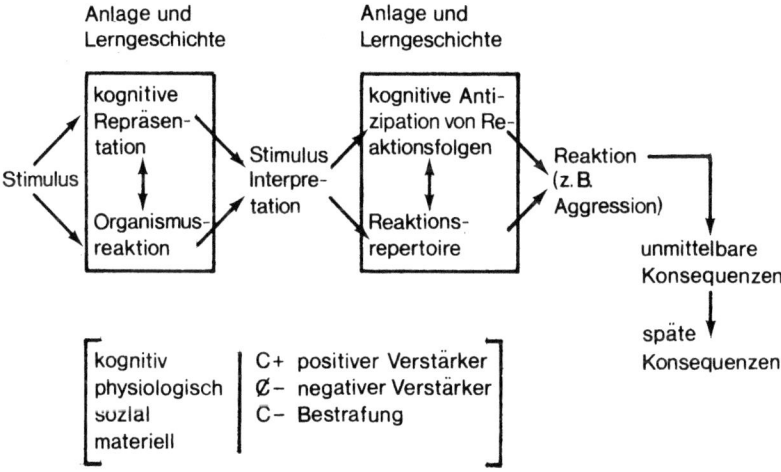

Abb. 2. Verhaltensanalysemodell

Der nächste Schritt in der Verhaltenskette ist die Reaktionsauswahl auf den wahrgenommenen Stimulus. Hier treten wiederum 2 Elemente miteinander in Wechselbeziehung, die auf den Hintergrund von Anlage und Lerngeschichte projiziert werden müssen. Dies ist zum einen das der Person zur Verfügung stehende Reaktionsrepertoire und zum zweiten die kognitive Antizipation von Reaktionsfolgen. Es bedarf keiner weiteren Begründung, daß das Verhaltensrepertoire von Menschen interindividuell unterschiedlich breit und qualifiziert ist. Es ist ebenso selbstverständlich, daß in der Beantwortung eines bestimmten Stimulus nur auf das Repertoire zurückgegriffen werden kann, das zur Verfügung steht. Ärger und Aggression haben ähnlich wie Angst die Qualität einer eher archaischen, undifferenzierten Reaktion. In einer Verhaltenshierarchie innerhalb eines Verhaltensrepertoires sind es Verhaltenskategorien, die v. a. dann aktiviert werden, wenn differenzierteres Verhalten nicht zur Verfügung steht. Um im Bild zu sprechen, könnte man sagen, daß man nur dann versucht, eine Schreibmaschine mit dem Hammer zu reparieren, wenn feinere Werkzeuge nicht mehr zur Verfügung stehen. Welche der im Einzelfall zur Verfügung stehenden Reaktionen letztendlich ausgewählt werden, hängt v. a. von der kognitiven Antizipation des erwarteten Effekts ab. Diese kognitive Antizipation von Reaktionsfolgen ist abhängig von der Lerngeschichte des Individuums.

Die schließlich ausgeführte Reaktion führt zu Konsequenzen. Dabei muß unterschieden werden zwischen unmittelbaren und späten Konsequenzen. Diese können kognitiver, physiologischer, sozialer oder materieller Art sein, und sie können für die Betroffenen die Qualität positiver Verstärker, negativer Verstärker oder einer Bestrafung haben. Es muß in der Regel von mehrfachen Konsequenzen auf eine Reaktion ausgegangen werden, die unterschiedlicher Art und unterschiedlicher Qualität sein können, d. h. durchaus auch gegensätzlich zueinander sein können. Eine Reaktion kann gleichzeitig sowohl Verstärkung wie Bestrafung nach sich ziehen, und zwar sowohl parallel wie zeitlich aufeinander folgend. Aus dieser grundsätzlichen Variationsvielfalt der Verhaltenskonsequenzen ergeben sich die in der Verhaltenswissenschaft beschriebenen unterschiedlichen sog. „Verstärkerpläne", die das zukünftige Auftreten des jeweiligen Verhaltens in unterschiedlicher Weise beeinflussen. So führt eine einfache operante Verstärkung beispielsweise zu einem gewissen Verhaltensanstieg, der aber sehr schnell ein Plateau erreicht und in der Regel nach einiger Zeit wieder auf das Ausgangsniveau zurückfällt. Eine nicht vorhersagbare intermittierende positive Verstärkung führt zu einer länger andauernden Verhaltensfrequenz und unter bestimmten Rahmenbedingungen auch zur Ausbildung abergläubischen Verhaltens. Die nachhaltigsten verhaltensstärkenden Wirkungen haben sog. negative Verstärker, d. h. der Wegfall aversiver Zustände oder auch Kombinationen positiver Verstärker mit Bestrafungskonsequenzen.

Ätiologie von Ärger und Aggression

Legt man das eben beschriebene verhaltensanalytische Modell zugrunde, dann können identische Ärger- und Aggressionsreaktionen im Kontext sehr unterschiedlicher Bedingungszusammenhänge stehen.
1. Ärger und Aggression können über einen unbedingten Stimulus provoziert werden, z. B. durch Ärger und Aggressionsaffekte einer anderen Person, die im Sinne einer Affektinduktion und -übertragung ansteckend wirken können.
2. Es kann Personen geben, die aufgrund ihrer konstitutionellen Voraussetzungen eine erhöhte Reaktionstendenz zu Affektauslenkungen besitzen, z. B. die Affektinkontinenz beim hirnorganischen Psychosyndrom.
3. Es kann Personen geben, für die bestimmte Stimuli gelernter Anlaß zu Ärger und Aggressionen sind. So kommt es z. B. in Beziehungen häufig zu Auseinandersetzungen wegen sog. „Bagatellen", wobei für Außenstehende oft nicht nachvollziehbar ist, warum es zu gegenseitigen Anfeindungen kommt, da sie die individuelle Lerngeschichte des Paares miteinander nicht kennen.
4. Aggression kann dadurch begründet sein, daß das Reaktionsrepertoire einer Person wenig differenzierte Verhaltensalternativen enthält, so daß sehr schnell auf undifferenzierte Verhaltensformen wie Aggression zurückgegriffen werden muß.
5. Aggression kann auch dadurch bedingt sein, daß sie aufgrund bisheriger Erfahrungen als eine wirksame Verhaltensform angesehen wird, indem sie zur Reduktion vegetativer Spannung führt oder zu lustvoll erlebter vegetativer Erregung oder zu einer Bestätigung des Selbstbildes von Macht und Überlegenheit oder zur Beendigung möglicherweise unerträglicher sozialer Spannungen.
6. Aggression hängt davon ab, ob insbesondere die aktuellen Konsequenzen überhaupt zulassen, daß sich eine Ärgerreaktion entwickelt oder sie möglicherweise unmittelbar verhindern und eindämmen.

Schließlich gibt es auch beliebig viele Kombinationen der eben genannten Faktoren. Daraus folgt, daß vor einer Verhaltenstherapie von Ärger und Aggressionszuständen jeweils eine individuelle, sehr detaillierte Diagnose der funktionellen Zusammenhänge im Einzelfall durchgeführt werden muß, die die individuelle Lerngeschichte wie auch die aktuellen Kontextvariablen mit in Rechnung stellt. Entsprechend können Behandlungspläne je nach dem Ergebnis der individuellen Verhaltensanalyse sehr unterschiedlich ausfallen. Es sollen dennoch im folgenden einige grundsätzliche Interventionsmethoden dargestellt werden, die sich im wesentlichen an die eben beschriebene Verhaltensanalyse anlehnen.

Therapieverfahren

Kognitive Umstrukturierung

Wie in dem Verhaltensanalysemodell gezeigt wurde, spielen kognitive Repräsentationen, Interpretationen und Erwartungen sowohl bei der Bestimmung einer Stimulusqualität wie auch bei der Reaktionsauswahl eine Rolle. Entsprechend können Verfahren der kognitiven Therapie eingesetzt werden, um Einfluß darauf zu nehmen, was als Anlaß für Ärger und Aggression gesehen wird und was als eine „effiziente" Reaktion. Ob man sich über eine unregelmäßig ausgedrückte Zahnpastatube ärgert oder nicht, ist bedingt, hat eine individuelle Lerngeschichte und ist deshalb prinzipiell auch zu verändern und umzulernen. Verfahren, die dieses Ziel haben, sind z. B. die Analyse „automatischer Gedanken", die Erarbeitung von Alternativinterpretationen, die „Realitätstestung" verschiedener Interpretationsalternativen oder Verfahren des „internen Dialogs" (Linden u. Hautzinger 1981).

Ähnliche Psychotherapiemethoden können eingesetzt werden, wenn es um die Antizipation von Reaktionskonsequenzen geht. Hierzu gehören zusätzlich auch Verfahren der Vorhersage von Selbsteffizienz, der Selbstbeobachtung, der Verhaltensprobe und des quasi experimentellen Durchspielens von Verhaltensalternativen und der Evaluation der jeweils differentiellen Konsequenzen. Wichtig sind auch Verfahren, die v. a. langfristige Konsequenzen in das Hier und Jetzt hineinholen und zu aktuellen Konsequenzen machen, wie beispielsweise das Prinzip der „covert sensitization". Gerade bei Ärger und Aggressionsreaktionen ist ein häufiges Problem, daß die unmittelbaren Konsequenzen verhaltenssteuernd sind, während die mittel- und längerfristigen Konsequenzen ignoriert werden, aber zu den eigentlichen negativen Folgen führen. Bedeutsam sind in der Reaktionsantizipation und -bewertung auch Kognitionen der Selbstattribution etwa im Sinne von sog. kognitiven Grundannahmen, z. B.: „Nur wer mit der Faust auf den Tisch haut, ist ein ganzer Mann." In diesen Fällen sind erweiterte Verfahren der kognitiven Therapie indiziert, wie „Analyse dysfunktionaler Grundannahmen" und ihre Veränderung beispielsweise durch die Methode des „Sokratischen Dialogs".

Methoden der Reaktionskontrolle

Insbesondere da, wo die Störung im Bereich der primären Organismusreaktion im Sinne einer unbedingten physiologischen Reaktion bzw. einer Verkürzung der Stimulus-Reaktions-Abfolge liegt, werden Verfahren der unmittelbaren Reaktionskontrolle eingesetzt. Ein Anwendungsbeispiel ist die Affektinkontinenz bei hirnorganischen Störungen. Ein Therapieansatz besteht darin, die unmittelbare physiologische Reaktion zu beeinflussen. Dies kann unspezifisch dadurch geschehen, daß das allgemeine Erregungsniveau gesenkt wird, beispielsweise durch Einhaltung eines entsprechenden Lebensstils mit genügend Schlaf, wenig Alkohol und dergleichen. Es kann unmittelbar an der vegetativen Reaktionsbereitschaft angesetzt werden, z. B. über Entspannungsverfahren oder – was in der Regel wirksamer ist – über eine Induktion von mit der Ärgerreaktion inkompatiblen emotionalen Zuständen. Dies kann z. T. auch mit Hilfe von kognitiven Verfahren geschehen, indem man sich in einer Situation, von der man merkt, daß sie eine Ärgeremotion auslöst, auf komische Situationsanteile konzentriert und damit einen Belustigungsaffekt induziert, der mit Ärgeraffekten weitgehend inkompatibel ist.

Schließlich können in diesem Bereich auch Verfahren der Stimulusdiskrimination eingesetzt werden, d. h. es wird mit dem Patienten gelernt, Situationen bzw. Stimuli, die möglicherweise zu unkontrollierten Affektausbrüchen führen, frühzeitig zu identifizieren und womöglich zu vermeiden. Da, wo es zu quasi automatischen Stimulus-Reaktions-Verknüpfungen aufgrund inadäquater organismischer Primärreaktionen kommt, nicht selten sogar im Widerspruch zu den Verhaltensplänen und Reaktionsbewertungen des Indivuums selbst, sind auch Verfahren einzusetzen, die zu einer Unterbrechung dieser automatisierten Reiz-Reaktions-Abfolge im wesentlichen durch zeitliche Dilatation führen. Hierzu können interne Dialoge eingesetzt werden, z. B. im Sinne der Regel „Immer erst bis 3 zählen, bevor man antwortet", oder auch Verfahren der Stimuluskontrolle.

Verfahren des Kompetenztrainings

Es wurde bereits darauf hingewiesen, daß Ärger und Aggressionsreaktion im Kontext eines undifferenzierten Verhaltensrepertoires zu sehen sind. Entsprechend ist es eine wichtige therapeutische Intervention, den Umgang mit konfliktträchtigen Situationen zu üben und das Verhaltensrepertoire des Patienten zu erweitern, um ihm überhaupt eine Verhaltensauswahl zu ermöglichen. Hierzu gibt es eine Fülle therapeutischer Behandlungsmethoden, die alle mit dem Stichwort Selbstsicherheitstraining oder Training sozialer Kompetenz zu umschreiben sind (Ullrich de Muynck et al. 1980; Pfingsten u. Hinsch 1991). Dies kann sowohl in Einzeltherapie, v. a. aber in Gruppentherapie durchgeführt werden. Rollenspiel, Selbstbeobachtungsverfahren, Hausaufgaben im Sinne von Probehandeln oder das Einüben ganz konkreter Fertigkeiten, z. B. „Wie äußere ich einem Kellner gegenüber einen Wunsch?", sind typische Behandlungsinterventionen.

Verfahren des Kontigenzmanagements

Da Verhalten auch über die Konsequenzen gesteuert wird, bietet sich auch hier ein Ansatz für therapeutische Interventionen, wobei in aller Regel aber externe Konsequenzen therapeutisch nur sehr eingeschränkt beeinflußt werden können. Im Kindertherapiebereich bzw. im Rahmen von Paartherapien haben solche Behandlungsansätze aber eine Bedeutung (Petermann u. Petermann 1990). Ein Beispiel hierfür sind „Verhaltensverträge". Im Regelfall werden bei entsprechenden Therapien aber weniger Fremdverstärkungen als Selbstverstärkungen (Reinecker 1981) im Mittelpunkt des Interesses stehen. Die Selbstverstärkungen können über interne Dialoge kognitiv vermittelt werden, wie beispielsweise das Selbstlob „Ein wahrer Mann bleibt cool!" oder auch über direkte selbstapplizierte äußere Verstärker, z. B. die Erfüllung kleiner Wünsche bei erfolgreicher Verhaltensänderung.

Klinische Anwendungen

Die Anwendung der eben beschriebenen Verfahren zur Modifikation von Ärger und Aggression sind weitgestreut. Sie reichen von der Behandlung aggressiver Persönlichkeiten und neurotischer Störungen (Novaco 1985, 1986) über Aggressivität bei soziopathischen Persönlichkeiten etwa in Gefängnissen (Cole 1989), über Adoleszentenstörungen (Feindler u. Ecton 1986) bis zur Behandlung akuten wie chronischen suizidalen Verhaltens (Williams u. Wells 1989; Salkovskis et al. 1990).

Als Beispiel soll auf eine Arbeit von Salkovskis et al. (1990) näher eingegangen werden. Diese Arbeit berichtet über die Behandlung von Patienten mit rezidivierenden Suizidversuchen. Ausgewählt wurden Patienten mit 2 und mehr vorausgegangenen Suizidversuchen einschließlich einer Intoxikation mit einem Antidepressivum als Kriterium dafür, daß in diesen Fällen bereits mit Antidepressiva Behandlungsversuche gemacht wurden, die aber dadurch kompliziert waren, daß das Therapeutikum zum Suizidmittel wurde. Schließlich mußten die Patienten mindestens 2 Kriterien von 6 aus der Skala nach Buglass u. Horton (1974) erfüllen. Die Therapie war eine sehr verkürzte kognitiv-verhaltenstherapeutische Behandlung, die am Verhaltensrepertoire dieser Patienten ansetzte im Sinne einer Verbesserung von Problemlösungskompetenzen. Die Behandlung bestand aus nur 5 Therapiesitzungen, die von einer „community psychiatric nurse" in der Ambulanz oder auch bei den Patienten zu Hause durchgeführt wurde und sich in Anlehnung an Bancroft (1986) darauf konzentrierte, die Fähigkeit der Patienten zur adäquaten Lösung von täglichen Lebensproblemen zu verbessern. Dazu gehörte zunächst die Auflistung von wichtigen Problembereichen und Problempunkten, dann eine Rangbildung unter den Problemen nach Wichtigkeit, die Entwicklung möglichst vieler alternativer Problemlösemöglichkeiten, die Auswahl machbarer und erfolgversprechender Problemlösestrategien, die Einübung der erforderlichen Problemlösefähigkeiten, die experimentelle Erprobung von Problemlösungen, z. B. mittels Hausaufgaben, und schließlich die Erfolgsmessung und ggf. Modifikation sowohl der Problemlösestrategien wie auch der angestrebten Ziele.

Die Ergebnisse dieser nicht sehr aufwendigen Therapie sind vielversprechend (Tabelle 1). Trotz der kleinen Fallzahlen, über die Psychotherapiestudien in der Regel wegen schlechter Finanzierungsvoraussetzungen selten hinauskommen, ist nach 6 Monaten Katamnese im Anschluß an die Therapie ein signifikanter Unterschied zwischen der behandelten Gruppe und einer Kontrollgruppe festzustellen. Es war kein Suizidversuch in der behandelten Gruppe aufgetreten, jedoch 4

Tabelle 1. Therapeutische Ergebnisse einer kompetenzorientierten Psychotherapie bei chronisch-rezidivierender Suizidalität (*SV* Suizidversuche, *SV-Pat*, Patienten mit Suizidversuchen). (Nach Salkovskis et al. 1990)

	6 Monate Katamnese Therapie		18 Monate Katamnese Therapie	
	ja (n = 12)	nein (n = 8)	ja (n = 12)	nein (n = 8)
SV	0	4	3	6
SV-Pat	0	3	3	4
p		0,049		0,19

Suizidversuche von 3 Patienten in der aus 8 Patienten bestehenden Kontrollgruppe. Die Autoren haben auch eine Reihe von anderen Variablen gemessen, z. B. die Stärke von Suizidgedanken, die Depressivität, die Hoffnungslosigkeit und die Intensität von Lebensproblemen. Alle diese Maße zeigen signifikante Verbesserungen in der Therapiegruppe im Vergleich zur Kontrollgruppe; sie waren noch nachweisbar bis zu einer Katamnese nach 1 Jahr. Nach einer Katamnese nach 1 1/2 Jahren sind die Unterschiede nur noch in der Tendenz erkennbar, was dafür spricht, daß es sich um echte Therapieeffekte handelte.

Zusammenfassung

Gezielte psychotherapeutische Interventionen können bei der Behandlung von Fremd- oder Selbstaggression eine wichtige Rolle spielen. Die Verhaltenstherapie stellt diesbezüglich eine differenzierte Palette von Behandlungsinterventionen zur Verfügung. Wie am Beispiel des Verhaltensanalysemodells gezeigt werden sollte, handelt es sich dabei um sehr individuell angepaßte Behandlungsprozesse. Dies macht empirische Prüfungen, die notgedrungen auf Gruppenvergleichen basieren, schwieriger als ähnliche Untersuchungen im Pharmakotherapiebereich. Die Beurteilung der Therapeutengüte, die vergleichbar wäre zur Bioverfügbarkeit im Pharmakotherapiebereich, stellt wegen der erforderlichen Individualität der Behandlungsmaßnahmen ein großes wissenschaftliches Problem dar. Geht man bei solchen Therapieprüfungen zu schematisch vor, droht die Gefahr einer inadäquaten Behandlung. Dies heißt aber nicht, daß solche empirischen Wirksamkeitsüberprüfungen bei psychotherapeutischen Interventionen nicht möglich wären. Sie müssen im Gegenteil vermehrt durchgeführt werden, damit die Indikation für eine Psychotherapie im Kontext aller Behandlungsalternativen empirisch begründet getroffen werden kann.

Literatur

Bancroft J (1986) Crisis intervention. In: Block S (ed) An introduction to the psychotherapies. Oxford University Press, Oxford, pp 97–116
Buglass D, Horton J (1974) A scale for predicting subsequent suicidal behaviour. Br J Psychiatry 124:573–578
Cole A (1989) Offenders. In: Scott J, Williams JMG, Beck AT (eds) Cognitive therapy in clinical practice. Routledge, London, pp 183–205
Feindler EL, Ecton RB (eds) (1986) Adoleszent anger control. Cognitive-behavioral techniques. Pergamon Press, New York

Hautzinger M (1983) Kognitive Veränderungen als Folge, nicht als Ursache von Depression. Z Personenzentr Psychol Psychother 2:377–387

Linden M, Hautzinger M (1981) Psychotherapie-Manual. Springer, Berlin Heidelberg New York

Novaco RW (1985) Anger and its therapeutic regulation. In: Chesney M, Rosenmann R (eds) Anger and hostility in cardiovascular disorders. Hemisphere, Washington, pp 123–135

Novaco RW (1986) Anger as a clinical and social problem. In: Blanchard RJ, Blanchard DC (eds) Advances in the study of aggression. Academic Press, New York, pp 80–91

Petermann F, Petermann U (1990) Training mit aggressiven Kindern. Psychologie Verlags Union, Weinheim

Pfingsten U, Hinsch R (1991) Gruppentraining sozialer Kompetenz (GSK). Psychologie Verlags Union, Weinheim

Reinecker H (1981) Selbstverstärkung In: Linden M, Hautzinger H (Hrgs) Psychotherapie-Manual. Springer, Berlin Heidelberg New York, pp 177–182

Reinecker H (1987) Grundlagen der Verhaltenstherapie. Psychologie Verlags Union, Weinheim

Salkovski PM, Atha C, Storer D (1990) Cognitive-behavioural problem solving in the treatment of patients who repeatedly attempt suicide. A controlled trial. Br J Psychiatry 157:871–876

Schachter S (1964) The interaction of cognitive and physiological determinants of emotional states. In: Leiderman PH, Shapiro D (eds) Psychobiological approaches to social behavior. Stanford University Press, Stanford, pp 108–123

Ullrich de Muynck R, Ullrich R, Grawe K, Zimmer D (Hrsg) (1980) Soziale Kompetenz. Pfeiffer, München

Williams JM, Wells J (1989) Suicidal patients. In: Scott J, Williams JMG, Beck AT (eds) Cognitive therapy in clinical practice. Routledge, London, pp 206–226

Das Dilemma der Aggressions- und Impulskontrollstörungen in Diagnose und Therapie aus forensisch-psychiatrischer Sicht

NORBERT NEDOPIL

Problematik der Aggressionsforschung

Aggressionsforschung in der Psychiatrie?

Immer wenn schwerwiegende Aggressionsdelikte Aufsehen erregen – wenn Politiker verletzt und getötet werden, wenn Serientötungen oder Massenmorde vorkommen –, fragt sich die Öffentlichkeit, was den Täter denn zu seiner Tat bewogen habe. Sie fragt in der Regel den Psychiater. Nach den Politikerattentaten in den vergangenen Jahren wurde Professor Häfner ausführlich interviewt (Spiegel 43/1990). Bei den Prozessen gegen die Krankenschwestern in Wuppertal oder in Wien wartete man gespannt auf die Aussagen der gutachtenden Psychiater.

Gewalttätigkeiten beschränken sich bedauerlicherweise nicht auf jene in der Presse breitgetretenen Ereignisse. Aggression ist vielmehr ein ubiquitäres Phänomen. Laut polizeilicher Kriminalstatistik kommt es in der Bundesrepublik Deutschland pro Jahr zu 2500–3000 Mord- und Totschlagsdelikten und zu 60000–80000 gefährlichen oder schweren Körperverletzungen. Darüber hinaus werden 5000–6000 Vergewaltigungen angezeigt. Die Gesamtzahl der registrierten Gewaltdelikte, zu denen auch Raub gerechnet wird, beläuft sich relativ konstant auf 100000 pro Jahr (Polizeiliche Kriminalstatistik, PKS 1989). Aber dies ist nur die Spitze des Eisbergs, wenn man das Phänomen „Aggression" umfassender betrachtet:

Gewalttätigkeiten werden von der Öffentlichkeit nahezu unbemerkt erlitten – in Familien, wo meist Frau und Kinder Opfer der Aggression werden. Die Dunkelfeldforschung schätzt, daß es in 10–15% der Partnerschaften zu wiederholten, ernsthaften körperlichen Auseinandersetzungen kommt (Straus et al. 1980). Ca. 30000 Kinder werden im Jahr in der Bundesrepublik Deutschland von ihren Eltern physisch mißhandelt (PKS 1990) – ein deswegen bedauerliches Phänomen, weil – wie andere Untersuchungen zeigen – gerade diese Kinder häufig später zu Gewalttätigkeiten neigen (Widom 1989). Ein 17jähriger, der einem Gleichaltrigen mit der Faust eine Impressionsfraktur im Stirnbein zufügte, meinte bei der Begutachtung: „Das Opfer soll sich nicht so haben. Im Vergleich zu dem, was ich zu Hause erlebe, ist dies noch harmlos."

Auch die vielen Wirtshausschlägereien und Raufereien im Bierzelt erregen kaum öffentliche oder wissenschaftliche Aufmerksamkeit. Gelegentlich sind sie sogar quasi in das traditionell akzeptierte Geschehen eingebettet.

Aggression muß sich nicht nur in körperlicher Gewalttätigkeit ausdrücken. Auf die Möglichkeiten psychischer Grausamkeit und Quälerei sei hier hingewiesen. Sie sind zwar wissenschaftlich nicht genau erfaßbar; sie sind auch – im Gegensatz zu den körperlichen Angriffen – nicht durch das Gesetz mit Strafe bedroht; bei einer umfassenden Betrachtung von Aggressionen dürfen sie aber nicht fehlen.

Über die Aggressionsbereitschaft von Frauen bestehen unterschiedliche Auffassungen: Wenngleich nach der Statistik nur 10% aller Aggressionsdelikte von Frauen begangen werden (PKS 1989), heißt das nicht, daß das latente Aggressionspotential des weiblichen Geschlechts geringer sein muß als das der Männer. Auf geschlossenen psychiatrischen Stationen gehen – wie systematische Registrierungen zeigen – von weiblichen Patienten zumindest ebensoviel, in einigen Studien sogar signifikant mehr körperliche Angriffe aus als von männlichen (Craig 1982; Drinkwater u. Gudjonsson 1989; Haller u. Deluty 1988; James et al. 1990). Auch dies ist ein Hinweis dafür, daß prinzipiell die Bereitschaft zu aggressiven Handlungen zwischen den Geschlechtern nicht so unterschiedlich ist, wie die Kriminalstatistik es glauben macht.

Wenngleich der forensische Psychiater nur ein Bruchteil der aggressiven Täter zu sehen bekommt, so macht die Beurteilung von Aggressionsdelikten doch einen Großteil seiner Arbeit aus. 35% der strafrechtlichen Gutachten der Psychiatrischen Universitätsklinik in München betrafen Aggressionsdelikte. Dabei handelte es sich um Tötungsdelikte, Körperverletzungen, Raub und sexuelle Gewaltdelikte (Nedopil 1987). Auch bei den zur Behandlung eingewiesenen psychisch kranken Rechtsbrechern spielt Aggression eine große Rolle. In der Gesamterhebung über den Maßregelvollzug fand Leygraf (1988) einen Anteil von 51% der Patienten, die wegen eines Aggressionsdelikts untergebracht waren.

Aufgrund dieser Zahlen wäre ein großer Informationsbedarf über aggressives Verhalten und aggressive Individuen in der Psychiatrie zu erwarten. Der Wissensbedarf wird jedoch in keiner Weise erfüllt: Durchforstet man die gängigen Lehrbücher der Psychiatrie, so findet man relativ antiquierte Vorstellungen über die Aggression. Bei Bleuler (1983) steht, daß es sich um einen Trieb handele, der dem Sexualtrieb nahe verwandt sei. Es gehöre zur ethisch-moralischen Erziehung, diesen Trieb beherrschen zu lernen. In der neuesten Ausgabe von Huber (1987) wird immerhin die Frustrations-Aggressions-Hypothese von Dollard et al. (1939) erwähnt. Tölle (1988) behandelt das Thema zwar auf einigen Seiten mehr, doch auch hier handelt es sich meist um unverbindliche Allgemeinplätze. Auch in den forensisch-psychiatrischen Standardwerken findet man nicht viel mehr. Im Handbuch der forensischen Psychiatrie von Göppinger u. Witter (1972) wird lediglich die psychoanalytische Sichtweise des Themas etwas ausführlicher von Bräutigam dargestellt. In amerikanischen Lehrbüchern kann man sich fundierter informieren (z. B. bei Kaplan u. Sadock 1988). Auch Vorlesungen über das Thema „Aggression" werden in psychiatrischen Kliniken nicht gehalten. Der angehende Psychiater in der Bundesrepublik Deutschland ist meist auf seine individuelle Intuition und Geschicklichkeit angewiesen, wenn er im Einzelfall mit einem aggressiven Patienten umgehen muß.

Möglicherweise ist es gerechtfertigt, daß sich die Psychiatrie kaum mit der Aggressionsforschung beschäftigt hat. Aggression ist ein ubiquitäres Phänomen, das nicht auf bestimmte Individuen und bestimmte soziale Gruppen beschränkt ist und das seine Analogien im Tierreich findet. Aggressionen als solche sind somit kein pathologisches Phänomen und sollten auch primär nicht die Aufmerksamkeit des Psychiaters in Anspruch nehmen, der sich mit krankhaften, psychopathologischen Erscheinungen auseinanderzusetzen hat.

Dennoch ist das Thema für den Psychiater aus mehreren Gründen interessant:
1. In der Geschichte der Psychiatrie hat die Aggressionsforschung noch aus jener Zeit einen Platz, in der Lombroso und die positivistische Schule der Kriminalanthropologie glaubten, daß „Aggression und Verbrechen" Abweichungen des Normalverhaltens seien, die ebenso wie psychiatrische Erkrankungen auf eine zunehmende Degeneration des Zentralnervensystems beruhen (Lombroso 1894). Wenngleich dieser Standpunkt in der Wissenschaft seit über 70 Jahren nicht mehr vertreten wird, so bleibt in der Bevölkerung doch die Angst vor den psychisch Kranken, die als besonders

gefährlich galten und auch heute noch nicht von diesem Makel befreit sind.
2. Bestimmte neuropsychiatrische Erkrankungen werden auch in der heutigen Literatur mit erhöhter Aggressionsneigung in Zusammenhang gebracht (Moyer 1976): Temporallappenepilepsie, Hirnverletzungen und Hirntumoren, die paranoide Schizophrenie und die paranoiden Syndrome anderer Genesen. Die Zahl der Gewaltdelinquenten mit derartigen Erkrankungen ist aber so gering, daß es weder gerechtfertigt ist, Patienten mit diesen Diagnosen als besonders gefährlich zu etikettieren, noch aufgrund einer besonderen Gewalttat auf eine psychiatrische Erkrankung zu schließen. Untersuchungen von Böker u. Häfner (1973) in der Bundesrepublik Deutschland und von Guze (1976) in den USA zeigten, daß die Gewaltdelinquenz bei diesen Erkrankungen nicht wesentlich höher ist als bei der Allgemeinbevölkerung. Teplin (1991) stellte in einer großangelegten Untersuchung an Häftlingen in Chicago fest, daß der Anteil der von psychisch Kranken begangenen Gewalttaten unter dem Durchschnitt der von der Gesamtpopulation der Häftlinge begangenen Gewalttaten lag.

Die Einschätzung, daß aggressives Verhalten bei psychisch Kranken nicht häufiger vorkommt als in der Allgemeinbevölkerung, muß allerdings relativiert werden. Einige Untersuchungen fanden auch Häufungen aggressiven Verhaltens bei bestimmten psychischen Erkrankungen (Rabkin 1979; Monahan u. Daidone 1990). Es muß berücksichtigt werden, daß Patienten mit solchen Erkrankungen meist langfristig hospitalisiert werden und daß bei ihnen schon im Vorfeld aggressiven Verhaltens Eingriffsmöglichkeiten (z. B. durch die PsychKG oder Unterbringungsgesetze) bestehen, die bei Gesunden, die zu aggressivem Verhalten neigen, nicht präventiv eingesetzt werden können. Daneben sind die Aggressionsdurchbrüche bei psychisch Kranken häufig unberechenbarer als bei Gesunden. Die Politikerattentate in den vergangenen Jahren mögen ein Beleg dafür sein.
3. Ein weiterer Grund für das Interesse des Psychiaters an der Aggression liegt in einem engen Zusammenhang zwischen „Autoaggression und Fremdaggression". Suizidversuche kommen bei Gewalttätern signifikant häufiger vor als in der Allgemeinbevölkerung. Sowohl biologische Untersuchungen (Asberg et al. 1987) wie psychodynamische Konzepte (z. B. Fromm 1977) sprechen für eine enge Verwandtschaft zwischen Gewalttätigkeit und Suizidalität. Syndrome der mangelnden Impulskontrolle führen sowohl zu Attacken auf Außenstehende wie auch zu impulsiven

Selbstverletzungen. Eine spezielle Verbindung zwischen Selbst- und Fremdaggression ist der Mitnahmesuizid bei Depressiven (Bischof 1982).
4. Der folgende Grund für die Psychiater, sich mit der Aggression auseinanderzusetzen, gilt vorwiegend für den forensischen Psychiater: Die Gefährlichkeitsprognose bei Gewalttätern ist eine der schwierigsten, aber auch wichtigsten Aufgaben in der forensischen Psychiatrie. Der forensische Psychiater wird nicht nur bei psychisch Kranken, sondern bei allen Gewalttätern nach der Gefährlichkeitsprognose gefragt, wenn sie z. B. zu einer Sicherungsverwahrung verurteilt oder aus lebenslänglicher Haft entlassen werden sollen. Eine solche Prognose muß jedoch nicht nur vom forensischen Psychiater abgegeben werden. Auch der in der Klinik tätige Psychiater muß in vielen Einzelfällen eine Vorhersage der Gefährlichkeit abgeben, wenn es darum geht, einen psychisch Kranken im Rahmen des PsychKG, des Unterbringungsgesetzes oder auch im Rahmen einer Betreuung in eine geschlossene Abteilung einzuweisen.

Die Psychiatrie hat bis in die späten 80er Jahren ein relativ uniformes Aggressionskonzept vertreten. Bei den verschiedenen Studien wurde – wenn überhaupt – höchstens in bezug auf die „Brutalität" des Gewaltdeliktes oder die Häufung von Gewaltdelikten unterschieden. Auch die verschiedenen Hypothesen, die zur Entstehung von Aggressionshandlungen entwickelt wurden, differenzierten weder nach der Art des Aggressors, noch nach der Form der Aggression. Sowohl die Vertreter triebdynamischer Konzepte wie Freud (1920) oder später Fromm (1977) als auch jene instinktivistischer Theorien wie Lorenz (1984) sahen eine einheitliche Grundlage für alle Formen der Aggression. Das gleiche gilt für jene Forscher, die Aggressionstheorien auf behavioristischer Grundlage entwickelten, z. B. Dollard et al. (1939), die die Frustrations-Aggressions-Theorie entwarfen, oder Bandura (1979), der lerntheoretische Konzepte als Erklärung für die Aggressionsentstehung entwickelte.

Aus der Tierphysiologie ist demgegenüber seit langem bekannt, daß es verschiedene Aggressionsformen gibt. Diese sind dadurch gekennzeichnet, daß sie durch unterschiedliche physiologische Reize induziert werden, daß sie sich experimentell durch Stimulation an unterschiedlichen Hirnkernen auslösen lassen, daß jeweils unterschiedliche Muskelgruppen innerviert und daß jeweils andere Verhaltensweisen aktiviert werden. So senkt der Hirsch im Brunftkampf sein Geweih, im Verteidigungskampf schlägt er mit den Hufen. Moyer (1976) hat bei Tieren je nach Art des auslösenden physiologischen Reizes 8 verschiedene Arten von Aggression definiert. Eine Übertragung dieser Aggressionsformen auf den Menschen erscheint zwar nicht gerechtfertigt, da aggressives Verhalten durch kognitive Prozesse, frühere Erfahrungen und individuelle Einstellungen weitgehend modifiziert wird und direkt Stimulus-Reaktions-Einheiten nicht herstellbar sind. Nichtsdestoweniger erscheint auch beim Menschen eine Differenzierung aggressiven Verhaltens möglich und sinnvoll.

Typologien in der Kriminologie

Unabhängig von den Aggressionsformen besteht in der Kriminologie seit langem die Tendenz, Gewalttäter zu klassifizieren. Dabei standen zunächst eher moralische und juristische Konzepte als Basis der Einteilung im Vordergrund. Die ersten Typologien unterteilten die Täter vorwiegend nach einem vordergründig erscheinenden Motiv. Die Tat diente demnach entweder der Bereicherung, der Befriedigung des Sexualtriebs, sie war politisch motiviert oder entstand aus dem Affekt (Zusammenfassung bei Dotzauer u. Jarosch 1971). Spätere Typologien orientierten sich mehr an der Persönlichkeit des Täters oder an den psychischen Mechanismen, die bei der Tat eine Rolle spielten. Blackburn (1968) unterschied den konformistischen, den paranoid-aggressiven, den depressiv-gehemmten und den psychopathischen Aggressionstäter, während Steigleder (1968) „Mörder und Totschläger" in rational handelnde Täter, Affekt- und Triebtäter aufteilte.

Von Warren (1971) stammt eine relativ differenzierte Typologie, nach der die Täter in 6 Kategorien aufgeteilt werden konnten:
1. asoziale Täter,
2. neurotische Täter,
3. konformistische Täter,
4. antisozialmanipulierende Täter,
5. sich mit einer Subkultur identifizierende Täter,
6. situationsabhängige Täter, die sich durch keine besonderen Persönlichkeitszüge auszeichnen.

Neuere Klassifikationen in der deutschsprachigen Literatur stammen von Rasch (1986), der zwischen Überzeugungstätern, Berufskriminellen, Situationstätern, subkulturell infizierten Psychopathen, Neurotikern, Schwachsinnigen und psychisch Kranken unterschied, und von Rode u. Scheld (1986), die zwischen rational planenden Tätern, persönlichkeitsgestörten und sexuell devianten Tätern, alkoholisierten Tätern, Affekt- und Konflikttätern unterschieden. Der Mangel der beiden letztgenannten Typologien liegt darin, daß sie keine einheitliche Grundlage ihrer Taxonomie haben und dadurch große Überlappungsmöglichkeiten bestehen. Wenngleich keine der bisherigen Typologien alle in sie gesetzten Erwartungen erfüllte und sie alle deshalb häufig der Kritik unterworfen waren (Rasch 1986), so scheint sowohl aus gutachterlicher wie aus therapeutischer Sicht eine Differenzierung aggressiver Individuen von größter Wichtigkeit zu sein, wenn sich daraus Beurteilungshilfen oder differenzierte Behandlungsangebote ableiten lassen könnten. Gerade das Ergebnis biologisch-psychiatrischer Forschungen auf dem Gebiet der verminderten Impulskontrolle lassen die Frage gerechtfertigt erscheinen, ob es unter den Aggressionsdelinquenten eine Untergruppe gibt, die sich durch eine biologisch bedingte Disposition zur vermehrten Aggressionsbereitschaft auszeichnet.

Relevanz einer Differenzierung von Aggressionstätern

Nachdem Eichelman u. Thoa (1973) über die sog. „aggressiven Monoamine" publiziert haben, sind Veränderungen des Noradrenalin-, Dopamin- und Serotoninstoffwechsels und auch Veränderungen der Monoaminoxidaseaktivität bei verschiedenen Aggressionstätern untersucht worden. Bedauerlicherweise fanden sich auch in den meisten dieser Untersuchungen keine Differenzierungen nach Tätertyp oder Aggressionsform. Eine Reihe von Publikationen beschrieb erniedrigte 5-Hydroxyindolessigsäurespiegel (5-HIAA) bei Probanden oder Patienten, die sich durch wiederholte Aggressionsdelikte auszeichneten, aber auch bei Patienten, die durch Suizidversuche, insbesondere durch „harte Suizidversuche", aufgefallen waren (Asberg et al. 1976; Brown et al. 1982; Lidberg et al. 1985, 1987).

Allerdings hatten bereits 1983 Linnoila et al. gezeigt, daß lediglich bei impulsiven Gewalttätern ein niedriger 5-HIAA-Spiegel vorzufinden war.

Mit erniedrigten 5-Hydroxyindolessigsäurespiegel und dem dafür zugrundeliegenden erniedrigten Serotoninstoffwechsel werden jedoch nicht nur Aggression und Autoaggression in Verbindung gebracht, sondern auch andere psychische Störungen, wie eine Untergruppe von Alkoholikern, die sog. Typ-2-Alkoholiker, Eßstörungen, Störungen der Impulskontrolle und Depressionen (Roy u. Linnoila 1989; Asberg et al. 1987).

Überkontrollierte und unterkontrollierte Täter

Unabhängig von den biologischen Hypothesen hat Megargee (1966, 1984) auf der Grundlage von Persönlichkeitsprofilen im MMPI und anderen psychologischen Tests eine Trennung von Aggressionstätern vorgenommen. Er kam, ohne ein theoretisches Modell zu verfolgen, in verschiedenen Untersuchungen zu einer Differenzierung der Aggressionstäter. Zwei Tätertypen wurden von ihm immer wieder gefunden: ein Typ mit verminderter Impulskontrolle, der von Megargee als unterkontrollierter Tätertyp beschrieben wurde, und ein überkontrollierter Tätertyp. Eine solche Differenzierung erscheint für die forensisch-psychiatrische Praxis aus 3 Gründen hilfreich: Zum einen kann gezeigt werden, bis zu welchem Grad das Ungleichgewicht zwischen aggressiven Impulsen und Aggressionskontrolle für den Ausbruch der manifesten Aggression verantwortlich ist. Zum anderen ist die Beurteilung der Kontrollfähigkeit, also der Hemm- und Steuerfähigkeit, ein wesentlicher Bestandteil psychiatrischer Schuldfähigkeitsbegutachtung. Drittens können anhand eines solchen typologischen Modells u.a auch die Defizite aufgezeigt werden, deren therapeutische Bearbeitung es bedarf, um das Risiko zukünftiger Aggressionshandlungen zu verringern.

Differenzierung bei der Begutachtung

Wir haben in einer Reihe von Arbeiten untersucht, ob sich diese Tätertypologie an einem Kollektiv von Gutachtenprobanden replizieren läßt (Nedopil 1991; Nedopil u. Graßl 1988; Nedopil et al. 1989). In einem zweiten Schritt sollte festgestellt werden, wie groß der Anteil der unterkontrollierten Täter ist, der möglicherweise einer spezifischen pharmakologischen Behandlung zugeführt werden könnte, wenn sie ohne nennenswerte Risiken und Nebenwirkungen eingesetzt werden könnte (Möller 1991). Der 3. Schritt beinhaltete die Überprüfung, ob sich bei diesem Tätertyp zusätzliche psychopathologische Kriterien finden, die für das Vorhandensein eines „low serotonin syndrome" bei diesen Probanden sprechen könnten.

Probanden, die wegen eines Aggressionsdelikts, d.h. wegen eines Tötungsdelikts, einer schweren oder gefährlichen Körperverletzung oder wegen eines gewaltsamen Sexualdeliktes zu begutachten waren, wurden mit Hilfe eines operationalisierten und standardisierten Dokumentationssystems (Forensisch-psychiatrisches Dokumentationssystem, FPDS; Nedopil u. Graßl 1988) systematisch erfaßt. Aus diesem

Dokumentationssystem wurden jene Items herausgesucht, die nach Megargee für einen überkontrollierten oder für einen unterkontrollierten Tätertyp sprechen. Es wurde dann geprüft, wie viele Probanden einem der beiden Tätertypen zugeordnet werden konnten und ob die von Megargee aufgestellten Hypothesen bezüglich dieser beiden Tätertypen bestätigt werden konnten.

Die Ergebnisse der ersten Untersuchung (Nedopil et al. 1989) können folgendermaßen zusammengefaßt werden:
49 der Probanden wurden als überkontrolliert,
26 der Probanden als unterkontrolliert charakterisiert.
12 Probanden paßten in beide Gruppen und
35 Probanden konnten keiner Gruppe zugeordnet werden.

Bei den unterkontrollierten Probanden waren signifikant häufiger Gewalttätigkeiten in der Vorgeschichte festzustellen. Die Opfer der unterkontrollierten Gruppe waren häufiger Fremde oder nur flüchtige Bekannte, während die Opfer der überkontrollierten Täter häufiger nahe Verwandte waren. Während sich diese beiden bereits von Megargee (1984) aufgestellten Hypothesen bestätigen ließen, konnten 2 weitere Hypothesen,
1. daß die Opfer überkontrollierter Täter schwerer verletzt werden als die der unterkontrollierten Täter und
2. daß es bei ihnen häufiger zum Tod des Opfers kommt, nicht bestätigt werden.

Psychische Störungen waren bei den überkontrollierten Tätern häufiger. Sie wurden öfter de- und exkulpiert.

In einer zweiten Studie wurden 212 Probanden untersucht, die wegen eines Tötungsdelikts oder wegen Körperverletzung angeklagt und psychiatrisch begutachtet wurden (Tabelle 1). Eine Liste von 15 Items, die zum größten Teil jenen Merkmalen entsprachen, die auch zur Differenzierung in der 1. Studie verwendet wurden, wurden aus dem FPDS ausgewählt. Da bereits während der 1. Studie festgestellt wurde, daß das Item „frühere Suizidversuche" ungleich zwischen den beiden Probandengruppen verteilt war, und da auch in der Literatur ein Zusammenhang zwischen fehlender Impulskontrolle und Suizidalität postuliert wurde (Asberg et al. 1987), wurde das Item „frühere Suizidversuche" in die Analyse mitaufgenommen. Aufgrund dieser Items wurden Clusteranalysen über die Probanden durchgeführt, wobei agglomerative und partitionierende Verfahren zur Anwendung kamen (Backhaus 1987). Die optimale Anzahl der Cluster wurde mit Hilfe eines statistischen Abbruchkriteriums bestimmt. Anschließend wurde berechnet, wieviel jedes Item zur Identifikation des Clusters beitrug. In einem 3. Schritt wurde die Verteilung der anderen Variablen des FPDS auf die durch die Clusteranalyse entstandenen Probandengruppen analysiert.

Zur Bildung von Cluster I trugen v. a. folgende Merkmale bei: abweisend, ängstlich, Insuffizienzgefühle, passiv-depressive Tendenzen und schüchtern. Dieses Cluster bestand aus 71 Personen.

Cluster II war durch folgende Items gekennzeichnet: sozial umtriebig, verbale Drohungen, früheres aggressives Verhalten ohne Sanktion, frühere Suizidversuche. Dieses Cluster bestand aus 39 Personen.

Cluster III zeichnete sich durch das Fehlen von bestimmenden Merkmalen aus. Dieses Cluster war das größte und umfaßte 102 Personen.

Cluster I und Cluster II unterschieden sich durch eine Reihe von anderen Merkmalen des FPDS, die nicht zur Clusterbildung herangezogen wurden, signifikant. In Cluster II fanden sich wesentlich häufiger Verhaltensauffälligkeiten in der Kindheit. Es waren vermehrt Jugendstrafen bei diesen Probanden ausgesprochen worden. Im Persönlichkeitsprofil unterschieden sie sich von den anderen Probanden durch die Merkmale „mangelnde Bindungsfähigkeit", „fordernd" und „egoistisch", die bei ihnen öfter vermerkt wurden. Auch fanden sich in dieser Gruppe im Vergleich zu den anderen Gruppen mehr Probanden, die sich durch Promiskuität auszeichneten.

Neben den bereits erwähnten Charakteristika (Abb. 1) fiel Cluster I dadurch auf, daß signifikant mehr Probanden aus diesem Cluster früher in psychiatrischer oder psychotherapeutischer Behandlung waren. Merkmale wie „Antriebsarmut", „Hoffnungslosigkeit", „Affektstarrheit", „Jammern", „Leidensdruck", „Mißtrauen" und „Unselbständigkeit" wurden bei Probanden dieses Clusters signifikant häufiger registriert. Sie erschienen auch öfter als „vereinsamt", „introvertiert", „realitätsfremd", „kränkbar" und „ohne Durchsetzungsfähigkeit".

Es schien somit aufgrund der Gruppenbeschreibung durchaus gerechtfertigt, Cluster I als „überkontrolliert" und Cluster II als „unterkontrolliert" zu bezeichnen. Cluster III fiel dadurch auf, daß auch bei den übrigen 200 ausgewerteten Merkmalen, die mit dem FPDS erfaßt worden waren, keine signifikanten Häufigkeitsunterschiede zwischen diesen und den anderen Probandengruppen gesehen werden konnten. Die größte Probandengruppe zeichnete sich wiederum dadurch aus, daß sie nicht zuordnungsfähig war. Es fand sich somit die gleiche Gruppenbildung wieder wie in der 1. Untersuchung, obwohl in dieser 2. Studie weder die Anzahl der Gruppen noch die Zuordnungsregeln

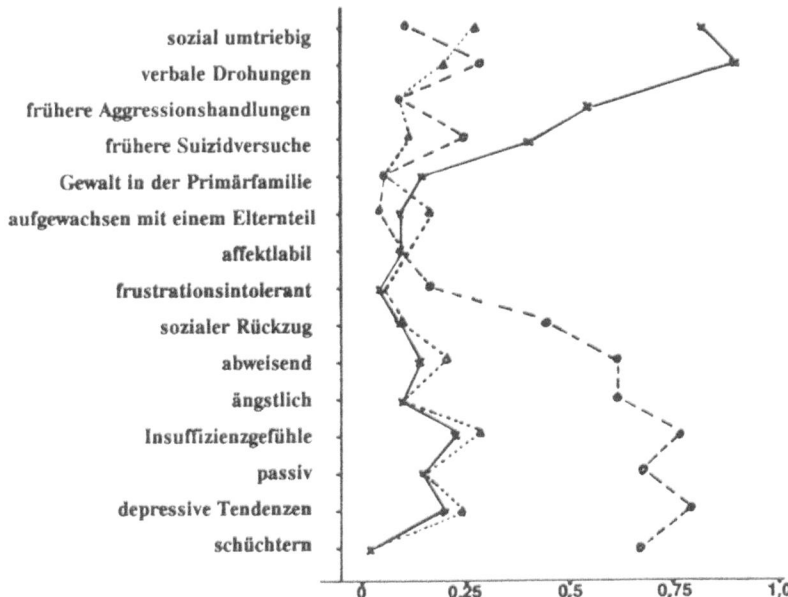

Abb. 1. Beitrag der einzelnen Merkmale zur Bildung der Tätertypen (--- Cluster I: überkontrolliert; —— Cluster II: unterkontrolliert; ..... Cluster III: nicht zuordnungsfähig). Erschienen in Schütz, Kaatsch, Thomsen: Medizinrecht, Psychopathologie, Rechtsmedizin. Untertitel: Diesseits und jenseits der Grenzen von Recht und Medizin. Festschrift für Günter Schewe. Urhebr 1. HG Schütz Harald, 2. HG Kaatsch, Hans-Jürgen, 3. HG Thomsen, Holger; ISBN 3-540-53457-1, Projekt Nr. 26414-0.

für die Gruppenzugehörigkeit vorher inhaltlich bestimmt wurden. Die Gruppenbildung war vielmehr durch ein statistisches Verfahren erfolgt, welches weder die Anzahl der Gruppen als bekannt voraussetzte noch die Variablen definierte, durch welche die Gruppen beschrieben werden konnten.

Unterkontrollierte Täter und verminderte serotonerge Aktivität

Die von Megargee (1984) vorgeschlagene Typologie scheint somit nicht zu einer willkürlichen, sondern zu einer empirisch reproduzierbaren Gruppeneinteilung zu führen. Dabei entsprach der von ihm als „unterkontrolliert" bezeichnete Tätertyp weitgehend dem, was nach gängigen Klassifikationskriterien als „dissoziale Persönlichkeit" mit verminderter Impulskontrolle zu beschreiben ist. Nach den biologischen Hypothesen müßte bei dieser Probandengruppe eine verminderte serotonerge Aktivität angenommen werden. Im Gegensatz zu anderen Ländern ist es in der Bundesrepublik Deutschland bei Begutachtungspatienten kaum möglich, Liquoruntersuchungen vorzunehmen oder Blutentnahmen zu Forschungszwecken durchzuführen. Es kann deshalb vorerst der biologischen Hypothese der verminderten serotonergen Aktivität bei den „unterkontrollierten Probanden" nicht weiter nachgegangen werden.

Es konnte aber in einer explorativen Analyse der Daten geprüft werden, ob andere Merkmale, die normalerweise mit verminderter serotonerger Aktivität in Verbindung gebracht werden, bei den „unterkontrollierten Tätern" häufiger vorkommen als bei den anderen Tätergruppen. Das Item „vorherige Suizidversuche" trug bereits zur Clusterbildung bei. Es zeigte sich, daß bei den „Unkontrollierten" ein wesentlich höherer Prozentsatz „Suizidversuche" in der Lebensgeschichte aufwies als in den beiden anderen Probandengruppen. Auch ein früh beginnender Alkoholmißbrauch der Probanden und ein Alkoholmißbrauch bei ihren direkten Vorfahren wurde mit verminderter serotonerger Aktivität in Verbindung gebracht (Buydens-Branchey et al. 1989a, b). Bei den von uns untersuchten „unterkontrollierten Probanden" fand sich signifikant häufiger ein Alkoholmißbrauch sowohl bei den Probanden selbst als auch in ihrer Primärfamilie. Hinzuweisen ist auch, daß bei „unterkontrollierten Probanden" der Mißbrauch illegaler Drogen signifikant öfter vorkam als bei den anderen beiden Probandengruppen (Tabelle 1).

Tabelle 1. Differenzierung von Aggressionstätern

	Unter- kontrolliert (n = 39) [%]	Über- kontrolliert (n = 71) [%]	Nicht zuzuordnen (n = 102) [%]
Suizidversuche	43,6	19,1	3,9
Alkohol in der Primärfamilie	33,3	21,1	23,5
Alkoholmißbrauch der Probanden	38,5	26,8	28,8
Rauschmittelmißbrauch	30,8	8,5	13,7

Die psychopathologischen und anamnestischen Daten sprechen somit dafür, daß sich eine Gruppe von Aggressionstätern durch jene Kombination von Symptomen auszeichnet, die in der Literatur mit einem erniedrigten Serotoninstoffwechsel in Verbindung gebracht wird. Diese Probanden machten bei den von uns untersuchten Aggressionstätern jedoch nur eine relativ kleine Untergruppe aus. Die größte Gruppe von Aggressionstätern war durch kein besonderes psychopathologisches Merkmal gekennzeichnet. Für den Großteil der von uns untersuchten Probanden dürfte diese biologische Hypothese zur Aggressionsentstehung somit nicht zutreffen.

Multifaktorielle Entstehung aggressiven Verhaltens

Es wäre für den forensischen Psychiater sicher falsch, nur einen Faktor, der zum Entstehen aggressiven Verhaltens führt, zu betrachten (Tabelle 2). Es gibt viele gut begründete Untersuchungen, die darauf hinweisen, daß neben den biologischen oder genetischen Faktoren v. a. die Lebensentwicklung und das Aufwachsen in einem spezifischen sozialen Umfeld, in dem aggressives Handeln das Prestige in einem subkulturellen Milieu verstärkt, zu berücksichtigen sind (Zusammenfassung bei Monahan 1981). Darüber hinaus müssen auch bestimmte pharmakologische Eingriffe berücksichtigt werden, z. B.

Tabelle 2. Entstehungsbedingungen aggressiven Verhaltens

Ätiologische Faktoren	Beispiele	Psychische Auffälligkeiten	Zusätzliche Faktoren
Biologische Basis	Reduzierte serotonerge Aktivität, erhöhte Testosteron-Spiegel	Verminderte Impulskontrolle, aggressives Sexualverhalten	Krankheit
Entwicklungsbedingte Einflüsse	Aggressive Vorbilder (Eltern, Peergroup)	Dissozialität, Mangel an Empathie	Alkoholmißbrauch, Anabolikamißbrauch
Aggressionsförderndes Umfeld	„crowding", Isolation, autorisierte Aggression	„sensation seeking", Angst, Ärger	Alkoholisierung, Benzodiazepine, Amphetamine
Situative Faktoren	Beleidigung, Kränkung, günstige Gelegenheit	Wut; Hilflosigkeit, Ohnmacht	

der Anabolikamißbrauch und andere Dopingformen. Testosteron, Insulin und Amphetamine führen jeweils allein zu einer verminderten Impulskontrolle. Die Kombination der Substanzen führt sowohl zu gehäuften Impulsdurchbrüchen wie zu gereizten manischen Verstimmungen – Symptome, die nach dem Absetzen der Medikamente wieder verschwinden (Pope u. Katz 1988). Der wichtigste pharmakogene aggressionsfördernde Faktor ist sicher der Alkohol.

In der psychiatrischen Betrachtung der Aggression wurden situative Faktoren weitgehend übersehen. Die psychologische Aggressionsforschung hat die Auswirkung von Frustrationen auf das Zustandekommen aggressiver Durchbrüche relativ intensiv untersucht. Auslöser können aber auch Schlüsselreize, z. B. das Gewahrwerden eines früheren Gegners, eines Polizisten oder eines Uniformierten, sein. Solche Schlüsselreize spielen bei der Auseinandersetzung von Fanclubs, insbesondere bei den Hooligans, eine große Rolle. Auch der Verlust des individuellen Bewegungsraums, das körperliche oder psychische Eingeengtwerden, spielt als aggressionsauslösender situativer Faktor eine gewichtige Rolle.

Entscheidend für das Zustandekommen aggressiver Auseinandersetzung oder Gewalttätigkeit ist die Polarisierung zwischen den Aggressoren oder zwischen Täter und Opfer. Mehr oder minder rasch, manchmal über Jahre hinweg, manchmal innerhalb von Minuten, kommt es zu einer zunehmenden, sich zuspitzenden Gegensätzlichkeit (Hacker 1971). Die Polarisierung beschränkt sich im Sinne der Feldtheorie (Lewin 1963) nicht nur auf die von außen beobachtbare Situation, sondern führt auch zur Mobilisierung innerpsychischer Vorgänge. Die innerpsychischen Vorgänge sind z. B. daran zu erkennen, daß es nach aggressiven Durchbrüchen häufig noch Nachspiele gibt. Oft sind dann auch unbeteiligte Personen oder Gegenstände betroffen. Das bedeutet, daß die Bereitschaft zur Aggression noch nicht beendet sein muß, wenn die spezifische Situation bereits bereinigt erscheint.

Darüber hinaus hat besonders die psychologische, aber auch die tierpsychologische Forschung besondere Umfeldbedingungen herausgefunden, die die Bereitschaft zu aggressivem Handeln erhöhen. Eines der wichtigsten Phänomene ist das sog. „crowding". Als „crowding" wird jenes Phänomen bezeichnet, das dadurch entsteht, wenn Menschen- oder Tiermassen zusammengepfercht sind und der individuelle Freiraum unter ein bestimmtes Maß sinkt. Sowohl in Haftanstalten wie auch in psychiatrischen Kliniken kann man beobachten, daß durch ein großzügigeres Raumangebot die Anzahl aggressiver Auseinandersetzungen abnimmt (Kammeier 1990). Ein

weiterer Faktor, der die Hemmschwelle in bezug auf aggressives Verhalten senkt, ist die Isolation (Welch u. Welch 1971). Sowohl in Tierversuchen als auch bei Zufallsbeobachtungen an Menschen wurde herausgefunden, daß langfristige, über Monate dauernde Isolation die Bereitschaft zu aggressivem Verhalten fördert. Bei Menschen sind weitere wichtige Faktoren gefunden worden, die die Bereitschaft, schädigende Reize auszuüben, erhöhen:
1. Distanz zwischen Opfer und Täter; je anonymer das Opfer, je größer die räumliche Distanz zu ihm, desto bereiter ist der Mensch offensichtlich, schädigende Reize auszuteilen. Das „Milgram-Experiment" hat dies sehr nachdrücklich belegt.
2. Ein weiterer Umweltfaktor, der die Aggressionsbereitschaft erhöht, ist die Vermutung des einzelnen, daß die Aggression autorisiert sei (Hacker 1971). Dies gilt nicht nur für Soldaten, die sich auf den Befehlsgehorsam berufen, sondern z. B. auch für subkulturelle Gruppen, z. B. Punker, Rocker, Fanclubs und terroristische Vereinigungen, wenn sich diese bei Anwendung von Gewalt auf die Order ihrer Kommandozentralen berufen.

Aus diesen Überlegungen wird deutlich, daß Aggression ein sehr heterogenes Phänomen ist, zu dessen Genese unterschiedliche Faktoren beitragen, das sich aber auch in unterschiedlichen Formen Ausdruck verschafft.

Tätertyp und Tatsituation

Nachdem die situativen Elemente für das Zustandekommen aggressiver Handlungen eine große Rolle spielen, wurde dieser Frage auch in unserer Untersuchung nachgegangen. Sowohl bei der 1. wie bei der 2. Stichprobe konnte gezeigt werden, daß bei den „überkontrollierten Tätern" häufig eine situative Überforderung von besonderer Bedeutung für das aggressive Verhalten war. Von ihnen wurden die Gewalttätigkeiten ohne Vorbereitungen durchgeführt. Das Tatgeschehen wurde selten vom Täter, sondern meist vom Opfer oder von anderen situativen Umständen gestaltet. Der Täter erlebte sein Opfer meist als provozierend.
  Wurden die Items des FPDS analysiert, die für geplantes und überlegtes Tathandeln sprachen, also „zielgerichtetes Handeln bei der Tat", „komplexer Handlungsablauf in Etappen", „Introspektionsfähigkeit bei der Tat" und „exakte Detailerinnerungen an die Tat", so stellte sich bei beiden Stichproben heraus, daß diese Merkmale gehäuft bei den „unterkontrollierten Tätern" registriert wurden. Sie

waren in der Lage, die Tatsituation einzuschätzen und selber zu gestalten (Nedopil et al. 1989; Nedopil 1991).
Es kann daher vermutet werden, daß es einen Zusammenhang zwischen Tätertyp und spezifischem Tatverhalten gibt. Während das Tatverhalten des „überkontrollierten Tätertyps" eher von situativen Momenten abhängt und sich der Täter in einer Überforderungssituation in größerer Gefahr befindet, die Kontrolle über sein Handeln zu verlieren, gestaltet der „unterkontrollierte Tätertyp" das situative Feld selber. Eine therapeutische Veränderung der situativen Gegebenheiten würde bei diesen Tätern kaum zu Veränderungen des Verhaltens führen, während sie beim „überkontrollierten Tätertyp" bedeutungsvoll wäre. Bei ihm wäre eine Verbesserung seiner Copingstrategien in belastenden Situationen eine Hilfe, um aggressive Durchbrüche zu verhindern. Bei der Suche nach biologischen Grundlagen des aggressiven Verhaltens und auch bei pharmakologischen Interventionsstrategien scheint es dagegen sinnvoller, sich dem „unterkontrollierten Tätertyp" zuzuwenden, bei dem habituell eine verminderte Impulskontrolle eine Rolle zu spielen scheint, der andererseits jedoch wiederholt Situationen sucht, in denen er sich aggressiv durchsetzen kann.

Risiken pharmakologischer Behandlung von Aggressionstätern

Die pharmakologische Behandlung von Menschen, die sich durch wiederholte Aggressionen auszeichnen, birgt eine Reihe von Risiken, die reflektiert werden sollten:
1. Für den forensischen Psychiater bedeutet die Frage, inwieweit delinquentes Verhalten biologisch mitdeterminiert ist, ein erneutes Aufbrechen des alten „Indeterminismus-Determinismus-Streites".
2. Es bestünde die Gefahr, daß der Psychopharmakologe als Handlanger der Justiz in die Korrektur sozialabweichenden Verhaltens einbezogen wird.
3. Der Mißbrauch psychopharmakologischer Interventionen zur Konfliktvermeidung wurde von verschiedener Seite in den letzten Jahren immer wieder befürchtet. Die Angst davor, mit Pharmaka Widerstände zu brechen – auch da, wo sie zu Recht bestehen, – wurde in den deutschen Medien – nicht ganz zu Unrecht in Anbetracht unserer Geschichte – erneut wachgerufen (z.B. *Spiegel* 45/89).

Nichtsdestoweniger erscheint es nicht gerechtfertigt, aus diesen Sorgen heraus sinnvolle psychopharmakologische Behandlungsmöglichkeiten auch in jenem eng begrenzten Bereich auszuschließen, wo ihre Anwendung hilfreich und sinnvoll sein könnte. Es gibt vergleichbare Behandlungsformen (z. B. die Androcur-Behandlung bei einigen Sexualstraftätern), die für einige wenige Patienten eine große Hilfe sind, wenngleich sie von einer Reihe von anderen Patienten abgelehnt werden.

In der Tat werden wiederholt aggressive Patienten z. T. recht unzulänglich psychopharmakologisch mit Neuroleptika, Benzodiazepinen und Antidepressiva behandelt, obwohl bei diesen Pharmaka eine spezifische Wirksamkeit gegen aggressive Verhaltensweisen nicht besteht und es in Einzelfällen sogar zu einer Häufung des aggressiven Verhaltens kommen kann (Prentky 1985).

Differenzierte Indikation pharmakologischer und psychotherapeutischer Behandlung

Die Indikation für spezifische, psychopharmakologische, antiaggressive Behandlungsformen könnte durch folgendes Vorgehensschema eingegrenzt werden:
1. Zunächst muß eine psychiatrische Krankheit ausgeschlossen werden. Sie muß einer spezifischen Therapie zugeführt werden, die 'sich an der Nosologie der Erkrankung orientiert.
2. Substanzinduziertes Aggressionsverhalten muß ausgeschlossen werden. Verschiedene Pharmaka, am häufigsten Alkohol, aber auch Amphetamine und u. U. auch Benzodiazepine können aggressives Verhalten auslösen. Der Mißbrauch einer Reihe von Drogen, auch Heroinmißbrauch, insbesondere aber wiederum der chronische Alkoholmißbrauch ist mit wiederholtem aggressivem Verhalten verbunden. Ist die Aggression im wesentlichen ein Symptom des chronischen Mißbrauchs, ist wiederum eine spezifische Therapie der Grunderkrankung erforderlich.
3. Eine sexuelle Aggression ist ebenfalls auszuschließen. Auch sie bedarf der Zuführung zu einer spezifischen Behandlung, die sowohl die Verabreichung von Antiandrogenen, als auch insbesondere die Zuführung zu tiefpsychologisch orientierten, psychotherapeutischen Maßnahmen umfaßt.

Nach dem Ausschluß dieser Behandlungsindikationen sollte geprüft werden, ob der betreffende Proband eher dem „überkontrollierten" oder dem „unterkontrollierten Tätertyp" zuzuordnen ist. Bei einem „überkontrollierten Täter", dessen Aggression eher aus Schwäche erfolgt, sollte eine Verbesserung der „Copingstrategien" im Mittelpunkt stehen, z. B. durch sozialtherapeutische Maßnahmen, bei denen der Proband erlernen kann, aggressionsauslösende Situationen zu vermeiden. Bei „unterkontrollierten Tätern" sollte eine weitere Differenzierung erfolgen. Bei Tätern mit auch nur diskreten EEG-Veränderungen sind Neuroleptika zur Behandlung aggressiven Verhaltens nicht indiziert. Hingegen kann die Gabe von Carbamazepin durchaus positive Wirkungen zeigen (Luchins 1983; Gardner u. Cowdy 1986). Bei Tätern ohne EEG-Veränderungen dürften Lithium und serotonerg wirkende Psychopharmaka in Betracht kommen (Müller-Oerlinghausen 1989; Möller 1991).

Es muß jedoch stets im Auge behalten werden, daß die psychopharmakologische Behandlung von Aggressionstätern nur eine Facette des Behandlungsspektrums bei diesem Klientel ist. Sie kann und darf nicht die alleinige Behandlung bleiben. Vielmehr bedarf es eines multimodalen Behandlungsansatzes. Dabei muß sorgfältig abgewogen werden, ob und in welchem Umfang Psychopharmaka eingesetzt werden müssen.

Literatur

Åsberg M, Schalling D, Träskman-Bendz L, Wägner A (1987) Psychobiology of suicide impulsivity and related phenomena. In: Meltzer HY (ed) Psychopharmacology: The third Generation of progress. Raven Press, New York, pp 655–668

Asberg M, Träskman L, Thoren P (1976) 5-HIAA in the cerebrospinal fluid. Arch Gen Psychiatry 33:1193–1197

Backhaus K (1987) Multivariable Analysenmethoden. Springer, Berlin Heidelberg New York Tokyo

Bandura A (1979) The social learning perspective. Mechanisms of aggression. In: Touch H (ed) Psychology of crime and criminal justice. Holt, Rinehart & Winston, New York, pp 198 236.

Bischof HL (1982) Begutachtungsprobleme beim erweiterten Suicid. Mschw Krim 65:136–152

Blackburn R (1968) Personality in relation to extreme aggression in psychiatric offenders. Br J Psychiatry 114:821–828

Bleuler E (1983) Lehrbuch der Psychiatrie; 15. Aufl. Springer, Berlin Heidelberg New York

Böker W, Häfner H (1973) Gewalttaten Geistesgestörter. Springer, Berlin Heidelberg New York

Brown G, Ebert M, Goyer P, Jimerson W, Klein W, Bunney W, Goodwin F (1982) Aggression suicide and serotonin:relationships to CSF amine metabolites. Am J Psychiatry 139:741–746.

Bundeskriminalamt (1990) Polizeiliche Kriminalstatistik 1989. Schmücker, Löningen
Bundeskriminalamt (1991) Polizeiliche Kriminalstatik 1990. Schmücker, Löningen
Buydens-Branchey L, Branchey M, Noumair D (1989) a) Age of alcoholism onset. I. Relationship to psychopathology. Arch Gen Psychiatry 46:225–230
Buydens-Branchey L, Branchey MH, Noumair D, Lieber CS (1989) b) Age of alcoholism onset. II: Relationship to susceptibility to serotonin precursor availability. Arch Gen Psychiatry 46:231–236
Cloninger CR (1986) A unified biosocial theory of personality and its role in the development of anxiety states. Psychiatr Dev 3:167–226
Craig TJ (1982) An epidemiologic study of problems associated with violence among psychiatric in patients. Am J Pschiatry 139:212–215
Dollard J, Doob LW, Miller NE, Mowrer OH, Seard RR (1939) Frustration and Aggression. Yale University Press, New Haven
Dotzauer G, Jarosch K (1971) Tötungsdelikte. Schriftenreihe der BKA-Bundesdruckerei, Neu-Isenburg
Drinkwater J, Gudjonsson GH (1989) The nature of violence in psychiatric hospitals. In: Howells K, Hollin CR (eds) Clinical approaches to violence. Wiley, Chichester New York, pp 287–307
Eichelman B (1987) Neurochemical and psychopharmacologic aspects of aggressive behavior. In: Meltzer HY, Psychopharmacology: The third generation of progress: Raven Press, New York, pp 697–704
Eichelman BS Jr, Thoa NB (1973) The aggressive monoamines. Biol Psychiatry 6:143–164
Freud S (1920) Jenseits des Lustprinzips. (Gesammelte Werke, Bd 13; Fischer, Frankfurt am Main, 1966 ff.)
Fromm E (1977) Anatomie der menschlichen Destruktivität. Rowohlt TB, Reinbek
Gardner DL, Cowdry RW (1986) Positive effects of carbamazepine on behavioral dyscontrol in borderline personality disorder. Am J Psychiatr 143:519–522
Göppinger, H, Witter H (Hrsg) (1972) Handbuch der forensischen Psychiatrie. Springer, Berlin Heidelberg New York
Guze S (1976) Criminality and psychiatric disorders. Oxford University Press, New York
Hacker F (1971) Aggression; die Brutalisierung der modernen Welt. Molden, Wien München Zürich
Haller RM, Deluty RH (1988) Assaults on staff by psychiatric inpatients. A critical review. Br J Psychiatry 152:174–179
Huber G (1987) Psychiatrie, 4. Aufl. Schattauer, Stuttgart New York
James DJ, Fineberg NA, Shah AK, Priest RG (1990) An increase in violence on an acute psychiatric ward. Br J Psychiatry 156:846–852
Kammeier H (1990) Schöner sichern = Sicherer bessern? Neubauten im Maßregelvollzug. Recht Psychiatrie 8:2–13
Kaplan H, Sadock B (1988) Synopsis of Psychiatry. Williams & Wilkins, Baltimore Hongkong London Sidney
Lewin K (1963) Die Feldtheorie in den Sozialwissenschaften. Huber, Bern
Leygraf N (1988) Psychisch kranke Rechtsbrecher. Springer, Berlin Heidelberg New York London Paris Tokyo

Lidberg L, Tuck JR, Asberg M, Scalia-Tomba GP, Bertilson L (1985) Homicide, suicide and CSF 5-HIAA. Acta Psychiatr Scand 71:230–236

Lidberg L, Modin I, Oreland L, Tuck R, Gillner A (1987) Platelet monoamine oxidase activity and psychopathy. Psychiatry Research 16:339–343

Linnoila M, Virkunnen M, Scheinin M, Nuutila A, Rimon R, Goodwin (1983) Low cerebrospinal fluid 5-hydroxyindoleacetic acid concentration differentiates impulsive from nonimpulsive violent behavior. Life Sci 33:2609–2614

Lombrosco C (1894) Der Verbrecher. In anthropologischer ärztlicher u. juristischer Beziehung, 2. Aufl. Verlagsanstalt und Druckerei AG, Hamburg

Lorenz K (1984) Das sogenannte Böse. dtv Sachbuch, München

Luchins DJ (1983) Carbamazepine for the violent psychiatric patient. Lancet April 2:766

Megargee EI (1966) Undercontrolled and overcontrolled personality types in extreme antisocial aggression. Psychological Monographs 80 (Whole No. 611):1–29

Megargee EI (1984) A new classification system for criminal offenders IV. Criminal Justice and Behavior 11/3:349–376

Milgram S (1974) Das Milgram-Experiment zur Gehorsamsbereitschaft gegenüber Autoritäten. Rowohl, Hamburg

Möller H.-J (1991) Beeinflussungsmöglichkeiten aggressiven Verhaltens durch Serenica. MMW 133:345–348

Monahan J (1981) Predicting violent behavior. An assessment of clinical techniques. Sage Beverly Hills, London

Monahan J, Daidone L (1990) Risk of violence among the mentally disordered: A description of the MacArthur risk study. MacArthur Foundation, Charlottesville/VA

Moyer KE (1976) The psychobiology of aggression. Harper & Row, New York

Müller-Oerlinghausen B (1989) Pharmakotherapie pathologischen, aggressiven und autoaggressiven Verhaltens. In: Pöldinger W, Wagner W (Hrsg.) Aggression, Selbstaggression, Familie und Gesellschaft. Springer, Berlin Heidelberg New York Toyko, S 121–134

Nedopil N (1987) Quantifizierende Dokumentation im Bereich der forensischen Psychiatrie. In: Kury H (Hrsg) Ausgewählte Fragen und Probleme forensischer Begutachtung. Heymanns, Köln Berlin Bonn München, S 279–297

Nedopil N (1991) Tätertypen und Tatsituation bei der Beurteilung von Aggressionsdelikten. In: Schütz H, Kaatsch H-J, Thomsen H (Hrsg.) Medizinrecht, Psychopathologie, Rechtsmedizin, Springer, Berlin Heidelberg New York Tokyo, S 253–259

Nedopil N, Graßl P (1988) Das Forensisch-Psychiatrische Dokumentationssystem (FPDS). Forensia 9:139–147

Nedopil N, Bischof HL, Prochazka E (1989) Psychopathologische Differenzierung als Hilfe bei der Begutachtung. Öff Gesundheitswesen 51:250–255

Pope HG Jr, Katz DL (1988) Affective and psychotic symptoms associated with anabolic steroid use. Am J Psychiatry 145:487–490

Prentky R (1985) The neurochemistry and neuroendocrinolgy of sexual aggression. In: Farrington DP, Gunn J (eds) Aggression and dangerousness. Wiley, Chichester New York, pp 7–56

Rabkin J (1979) Criminal behaviour of discharged mental patients: A critical appraisal of the literature. Psychol Bull 86/1:1–27
Rasch W (1986) Forensische Psychiatrie. Kohlhammer, Stuttgart
Rode I, Scheld S (1986) Sozialprognose bei Tötungsdelikten. Springer, Berlin Heidelberg New York Tokyo
Roy A, Linnoila M (1989) CSF studies on alcoholism and related behaviors. Neuro-Psychopharmacol 13:505–511
Schalling D, Asberg M, Edman G, Oreland L (1987) Markers for vulnerability to psychopathology: Temperament traits associated with platelet MAO activity. Acta Psychatr Scand 76:172–182
Steigleder E (1968) Mörder und Totschläger. Enke, Stuttgart
Straus MA, Gelles RI, Steinmetz SK (1980) Behind closed doors. Violence in the American Family. Anchor Books, New York
Teplin L (1991) Crime and mental disorder among male jail detainees. Vortrag beim Internationalen Kongress der IALMH, Leuven (Belgien) 26.–30
Tölle R (1988) Psychiatrie. Springer, Berlin Heidelberg New York Tokyo
Warren MQ (1971) Classification of offenders as an aid to efficient management and effective treatment. J Criminal Law Criminology and Police Science 62:239–258
Welch AS, Welch BL (1971) Isolation reactivity and aggression: evidence for the involvement of brain catecholamines and serotonin. In: Eleftheriou BE, Scott JP (eds): The physiology of aggression and defeat. Plenum Press New York, pp 91–142
Widom CS (1989) Child abuse neglect and violent criminal behavior. In: Brizer DA, Crowner M (eds) Current approaches to the prediction of violence. American Psychiatric Press, Washington DC, pp 121–148

Aggression:
Chancen und Risiken interpersonaler und sozialer Konfliktlösungen

LEOPOLD ROSENMAYR

Aggression: Destruktion oder Konstruktion?

Jede Befassung mit Aggression, sei es aus medizinischer, erzieherischer, therapeutischer oder politischer Sicht, so verschiedenartig die Ziele auch sein mögen, setzt, um besser wirksam werden zu können, eine Theorie voraus.[1] Wer ein so hochkomplexes Phänomen wie Aggression theoretisch erfassen will, muß dies allerdings disziplinübergreifend versuchen.

Für den Soziologen, der Gesellschaft ohne Biologie, Psychologie und Geschichte nicht zu verstehen oder zu erklären vermag, liegt – trotz aller ihr innewohnenden Gefahren – diese disziplinübergreifende Sicht besonders nahe.

Die Verbindung zwischen den Disziplinen gehörte zum Programm der Soziologie schon bei ihrer Entstehung vor etwa 150 Jahren.

Die gegenwärtig um Überwindung der „Spaltung des Weltbildes" (Riedl 1985) in den Natur- und Geisteswissenschaften bemühte Tendenz begünstigt die Integration zwischen den Disziplinen. Auf dem Gebiet der Aggressionsforschung wird neuerdings in multidisziplinären Teams ein besonderer Fortschritt erzielt.

Die Phase der großen und eher einseitigen Gladiatoren in der Aggressionstheorie wie des Lerntheoretikers Bandura oder des

---

[1] Immanuel Kant schreibt in seinem Aufsatz: „Über den Gemeinspruch: Das mag in der Theorie richtig sein, taugt aber nicht für die Praxis" folgendes: „Man nennt einen Inbegriff selbst von praktischen Regeln alsdann Theorie, wenn diese Regeln als Prinzipien in einer gewissen Allgemeinheit gedacht werden, und dabei von einer Menge Bedingungen abstrahiert wird, die doch auf ihre Ausübung notwendig Einfluß haben. Umgekehrt heißt nicht jede Hantierung, sondern nur diejenige Bewirkung eines Zwecks Praxis, welche als Befolgung gewisser im allgemeinen vorgestellten Prinzipien des Verfahrens gedacht wird. ... Es kann also niemand sich für praktisch bewandert in einer Wissenschaft ausgeben und doch die Theorie verachten, ohne sich bloß zu geben, daß er in seinem Fach ein Ignorant sei" (Kant 1793/1973, S. 69 f.).

Psychologen und Moralisten Fromm, der Konrad Lorenz heftig und z. T. ungerechtfertigt attackierte[2], scheint eher überwunden. Entscheidend wird sein, wie – nach welchem Aufbau – die einzelnen Elemente einer Aggressionstheorie zusammengesetzt werden.

Man darf vermutlich – was Alfred Adler im Unterschied zu Freud schon früh im 20. Jahrhundert vorschlug (Rosenmayr 1990) – die Aggression nicht als Einheit auffassen, sondern als ein Phänomen, welches aus verschiedenen seiner Teile heraus Wirksamkeit erlangt. Zwei so verschiedene Denker wie die englische Psychoanalytikerin Meira Likierman und der österreichische Verhaltensforscher Irenäus Eibl-Eibesfeldt kommen zu demselben Ergebnis: Aggression ist ein „unresolved issue" (Likierman 1987, S. 143). Für die Aggressionsgenese, so Eibl-Eibesfeldt, gebe es keinen ausschließlichen Erklärungsanspruch (Eibl-Eibesfeldt 1984, S. 472). Aggressives Verhalten könne sich im Dienste verschiedener Funktionen entwickeln. Diese Sicht sei – so Eibl-Eibesfeldt – schon durch Konrad Lorenz vorgegeben gewesen (a.a.O., S. 474). Ob von einem Aggressions*trieb* gesprochen werden könne, oder ob Aggression im Dienste eines *anderen* Triebes stehe, sei „bis heute keineswegs geklärt" (a.a.O., S. 491).

Auch Strotzka stellt starke Divergenzen in der Aggressionsdeutung selbst unter Tiefenpsychologen heraus, wobei er allerdings als Grundeinsicht der Tiefenpsychologie hervorhebt, daß

1. die Disposition zur Aggression nicht notwendigerweise mit Schädigung und Zerstörung verbunden sein müsse und daß
2. Aggression unter bestimmten Bedingungen zu Selbstaggression und Selbstbestrafung führe, jedoch durch therapeutischen Einfluß in „sozial tragbarer Weise" nach außen gewandt werden könne (Strotzka 1982).

Die neueste tiefenpsychologische Aggressionsforschung (Likierman 1987) stellt zwei „Lager" sehr unterschiedlicher Aggressionsdeutung heraus:

---

[2] „Lorenz möchte über Aufklärung zur Kontrolle der Aggression beitragen. Jene, die ihm vorwerfen, er würde das Aggressionsproblem verharmlosen und Aggression entschuldigen, haben daher unaufmerksam gelesen oder bewußt die Lorenz'sche Position falsch dargestellt. So schreibt Erich Fromm (1974): ‚Was könnte für Menschen ..., die sich fürchten und die sich unfähig fühlen, den zur Zerstörung führenden Lauf der Dinge zu ändern, willkommener sein als die Theorie von K. Lorenz, daß die Gewalt aus unserer tierischen Natur kommt und einem unzähmbaren Trieb zur Aggression entspricht' (S. 53). A. Montagu (1976) versteigt sich sogar zu der Behauptung, die Ethologen würden lehren, wir Menschen seien geborene Mörder ... Die Verwilderung des Stils der wissenschaftlichen Diskussion erschreckt" (Eibl-Eibesfeldt 1984, S 472).

1. die an Melanie Klein (1960) anschließende, auf deren Beobachtungen an Kleinkindern beruhende Auffassung angeborener zerstörerischer Tendenzen aufgrund eines ebensolchen wohl auf Freuds „Todestrieb" beruhenden „Instinkts";
2. eine andere Schule, die an Winnicott und Guntrip anschließt und die Aggression als Reaktion auf Verluste oder Schutz vor diesen, besonders gegen Verluste in bereits aufgebauten Objektbeziehungen ansieht (Likierman 1987, S. 147). Beide „Lager" hätten jeweils einen durchaus berechtigten Erklärungsbereich. Die an Klein anknüpfende Schule mit ihrer Vorstellung einer angeborenen, zerstörerischen Aggression nehme die Existenz positiver überlebensorientierter Aggression nicht zur Kenntnis und sehe auch nicht, daß Aggression eine echte Reaktion, ein unvermeidbarer Protest gegen zugefügte Härten sein könne. Andererseits nehme der zweite, die Aggression aus der Reaktion auf Einengung und Bedrohung erklärende theoretische Ansatz die unbezweifelbare todorientierte Neigung des Menschen, mit einer gewissen Regelmäßigkeit zur Gewalt zu greifen, nicht zur Kenntnis (Likierman 1987, S. 150).

Ehe wir uns dieser Deutungskontroverse zuwenden, wollen wir einen Blick auf die biologische Verhaltensforschung werfen. Sie kann zwar nicht einfach als „Grundlage" für die Aggression beim Menschen genommen werden (Klama 1988; Rosenmayr 1989), denn im Tierreich fehlen die hochentwickelten Superstrukturen kultureller Kanalisierung und symbolischer Zuspitzung und Verfestigung von Aggression (Hinde 1990). Trotzdem läßt sich doch für die eben entfaltete Frage: „Ist (beim Menschen) Aggression als Zerstörungstrieb angeboren oder kommt ihr eine selbstverteidigende Funktion von Schutz und Erhaltung des Lebens zu?" aus der tierischen Verhaltensforschung eine geeignete Ausgangsposition gewinnen.

So wie es stammesgeschichtlich entwickelte Verhaltensweisen von Schutz und Hilfe gibt, die wir bei Vögeln und Säugern v. a. gegenüber der Nachkommenschaft beobachten können, aber (bei Primaten) auch gegenüber anderen „Blutsverwandten", so gibt es – gegenläufig dazu – aggressives Verhalten. „Schimpansen drohen, indem sie mit den Beinen aufstampfen und mit der flachen Hand gegen Baumstämme schlagen, indem sie Äste und Stöcke in der Hand schwingen ..." (Eibl-Eibesfeldt 1984, S. 479). Doch erst bei Futter-, Macht- und Sexualrivalität wird das aggressive Verhalten heftig, verbissen und blutig.

Das Droh- und Imponiergehabe, auch die oft schwere Verletzungen verursachenden Revierkämpfe bei vielen tierischen Spezies, Kämpfe, die mit dem Zurückdrängen oder Verjagen des Gegners enden, führen zumeist *nicht zu dessen Zerstörung* oder zielen zumindest nicht darauf ab. Das enthemmte Töten des Besiegten ist ein typisch *menschliches* Phänomen. Beim Tier wirkt (mit Ausnahme der Primaten, wo gelegentlich, besonders bei Orang-Utans, „gezielte" Tötung beobachtet bzw. aus den Leichenfunden rekonstruiert wurde) die Tötungshemmung gegenüber dem Artgenossen. Die Superspezies Mensch ist auch durch ihre Selbstgefährdung und die wechselseitige Vernichtung im eigenen Artbereich den anderen Spezies „überlegen" (Vogel 1989). Wir verstehen es leider nur zu gut, unsere Umwelt, unsere Mitwelt und z. T. auch uns selbst zu zerstören. Ob demgegenüber Aufklärung etwas vermag; und wenn ja – was?

Schon im tierischen Bereich zeigt sich also, wenn man Aggression (unter Hintanstellung der Frage, ob sie einen eigenen „Trieb" darstelle) *funktional* betrachtet, daß sie oft mit einer *Beistandsfunktion* verknüpft ist. Notrufe von Jungtieren lösen – zu deren Schutz – ein außerordentlich wirksames aggressives Beistandsverhalten der Eltern aus. Dieser Beistand hat *artsichernde Funktion,* hat *Abwehr zu Überlebenszwecken* zum Ziel, kommt also dem nahe, was Likierman im Anschluß an Winnicott als „Lebenserhaltung" interpretierte (Likierman 1987, S 147). Die mit der Abwehr allenfalls verbundene Schädigung des Angreifers ist sekundär. Primär ist der Schutz.

Auch beim Menschen sind Verhaltensweisen von Schutz und Hilfe, wie wir sie eben bei der tierischen Verteidigung der Nachkommenschaft beschrieben haben, analog vorhanden. Dabei setzt auch der Mensch Aggression massiv ein. Sieht man also Aggression, wie dies klischeehaft manchmal selbst in einem psychiatrischen Handbuch geschieht (vgl. Kaplan u. Sadock 1988, S. 90), als Vernichtungstendenz, so blickt oder greift man inhaltlich und definitorisch zu kurz.

Wie wollen wir also Aggression sehen? Für die Realisierung von Aggression sind neurologisch und physiologisch eigene koordinative Muster von typischen Erregungszuständen Voraussetzung. Zentralnervöse Instanzen im Schläfenlappen, im Mandelkern und im Hypothalamus dürften dafür verantwortlich sein. Das ethologische Konzept eines primären Antriebs wird neurophysiologisch eher unterstützt (Eibl-Eibesfeldt 1984, S. 495). Aggression ist also durch neurophysiologisch z. T. schon spezifisch nachweisbare Antriebe bedingt. Aber schon in den Antriebsprozessen der höher entwickelten Tiere und deren soziobiologischer Organisation ist sie keineswegs eindeutig destruktiv, sondern mit ganz anderen als zerstörerischen Funktionen vernetzt. Die zentralnervöse Identität von aggressiven Erregungszuständen sagt also nichts über die funktionale und beim Menschen auch moralische Verschiedenheit des Einsatzes und der Auslösung von Aggression aus.

Die Verselbständigung der Schädigungsabsicht und die Tendenz zur Zerstörung ist beim Menschen gegenüber der Einbettung der Tendenz zur Zerstörung beim Tier sehr deutlich. „Resorting to excessive destructiveness is a peculiar human propensity which animals do not share" (Likierman 1987, S. 148).

Die spezifisch menschliche Aggression

Man kann dafür argumentieren, daß die Steigerung der innerartlichen Aggression für den Menschen die Voraussetzung seiner Expansion als Spezies und die für seine kulturelle Übersteigerung notwendige Selektion war. „It is reasonable to propose that aggressive propensities have been shaped by natural selection" (Hinde 1990, S. 75). Für die Erkundung und Exploration und für die Errichtung einer Herrschaft über die Natur (Hassenstein 1987) muß Aggression positiv selektiert worden sein. Damit war allerdings schon früh die Gefahr der Selbstzerstörung mit angelegt. Sie wurde noch verstärkt durch kognitive Superstrukturen der „Bewältigungssysteme" der Welt (als radikale Ideologien oder als schrankenlose Technologie-Expansion und durch ein rasches Hinauswachsen über Gesellschaftsstrukturen, in welchen stammesgeschichtlich eher gesicherte Affekte der Zugehörigkeit zu kleinen Netzwerken dienlich sein konnten).

Hohe Aggressivität beim Homo sapiens ist, auch wenn sie ursprünglich wohl „naturhaft" angelegt war und zu Beginn der Menschwerdung nach evolutionstheoretischen Gesichtspunkten studiert werden kann, sehr früh *Kulturerwerb* gewesen. Dies zeigen uns sowohl die eiszeitlichen Darstellungen der einerseits pfeilgeschmückten, andererseits pfeildurchbohrten Krieger (z. B. in der Höhle der Valtora-Schlucht in Spanien) wie auch die Ritualisierung der Kampfprozeduren im ethnologischen Kontext und deren Darstellung z. B. auf Buschmann-Felszeichnungen bzw. -gravuren.

Knochenmaterialien, die weit vor dem Erscheinen des Homo sapiens liegen, lassen durch nachweisbare Verletzungen, v. a. des Schädels, darauf schließen, daß die Australopithecinen und die Pithecanthropusgruppe mit Steinäxten einander tödliche Verletzungen zufügten. Geschah dies, um sich rituell in den Besitz der im Schädel vermuteten Kräfte zu setzen? Vielleicht läßt sich selbst aus den noch vor wenigen Jahrzehnten (nach eigenen Forschungen des Verfassers) im Tiefland von Kamerun nachgewiesenen rituellen (Alten)tötungen, die auf Kraftübertragung zielten, eine Tendenz zur kollektiven Überlebensverbesserung herauslesen. Können wir also sagen „Man is a destroyer by nature ...", wie Likierman als *eine* Seite der Aggression uns zu erwägen gibt?

Das menschliche Ursprungsparadies ist zwar eine durchaus sinnvolle, aber deutlich projektive Utopie der Frühzeit der Hochkulturen. Die Realität hingegen war die von Kain und Abel. Das Stichwort „Paradies" aus der Bibel (im abendländischen Mythos waltet im Unterschied zu den Berichten der Genesis zu Beginn ein „goldenes Zeitalter") zeigt wohl auch die frühe Auseinandersetzung der Menschheit mit der Aggression und der aus ihrer Realisierung resultierenden Sünde und Schuld. Menschheitsgeschichtlich bestand aus *Angst vor wechselseitiger Zerstörung* eine Sehnsucht nach psychosozialer Homöostase. So ist die Norm *einer ungebrochenen Zuwendung* – „von dem einen Baum" darfst du, um der Demonstration dieser Zuwendung willen, „nicht essen" (Genesis I,1) – als Schutz für den Menschen anzusehen. Sie stellt ein Gebot dar, bei dessen Verletzung der Mensch als Mann und Frau in die „Nacktheit" der vor sich selber schutzlosen Aggression, in den Abgrund des Menschenmörderischen hinabstürzt. Das Essen der verbotenen Frucht, die Verletzung der Basisnorm, die in der Mißachtung von Instanz überhaupt besteht, ist die Voraussetzung zum Menschenmord. Kain ist insofern Adams „legitimer" Sohn – und bleibt es bis auf weiteres ... Alle Erlösung aus und durch Liebe kreist um die Überwindung des Brudermordes zur Brüderlichkeit.

Die von Melanie Klein und ihren Schülern angestellten Kinderbeobachtungen durch Therapeuten in Europa ergaben, wenn auch sehr überspitzt geschildert, das Bild von angeborenen Zerstörungstendenzen. Tendenzen, die nicht durch die Umwelt oder sozial konditioniert erschienen, sondern als „innately determined" (Likierman 1987, S. 148) auftraten. Diese Beobachtungen von Therapeuten haben schon vor einigen Jahrzehnten die neuen Studien der Verhaltensforscher an Kindern von Stammesgesellschaften vorweggenommen. (Mir selber sind gezielte Grausamkeiten von Kindern in seßhaften, Ackerbau betreibenden afrikanischen Stammesgesellschaften allerdings hauptsächlich gegenüber Tieren aufgefallen.)

Die Geschichte der Handlungen in Kriegen, Revolutionen und Revolten wie auch der Verbrechen, oder zumindest der Begleithandlungen in solchen politischen Prozessen, zeigt uns, daß es auch eine Aggressionsneigung des Menschen zu bestimmten Grausamkeiten geben muß. Im Sinne des von Freud (1931) schon gesehenen „Wartens auf Gelegenheit" für Zerstörung werden Tendenzen, die ihm, Freud, den von ihm theoretisch konzipierten „Todestrieb" belegen sollten, operativ. Es sind dies Tendenzen, die andere Menschen erniedrigen und ihnen Schmerz zufügen sollen, bzw. auch bis zu deren Vernichtung führen können (Likierman 1987, S. 146). Aber diese *Verselbständigung der erniedrigenden Zerstörung* kann man, ohne ihre Schrecknisse zu verharmlosen, auf dem Hintergrund der Gesamtentwicklung des Menschen, als den – wie in Kriegen und Revolutionen – immer wieder massenhaft auftretenden, *tragischen Sonderfall der Aggression insgesamt* ansehen.

Die nach meiner Sicht entscheidende und über Freud hinausgehende, sich deutlich der Verhaltensforschung annähernde und auch für eine wissenschaftlich sich abstürzende Ethik sehr wertvolle Einsicht ist, daß funktional neben der zerstörerischen die „reaktive Aggression", wie wir sie oben schon als Kraft im Netzwerk sozialer und individueller Selbstverteidigung erkannten, eine theoretisch und praktisch mindestens ebenso große Bedeutung hat.

Schon im Tierreich, wo die „wildgewordene" Vogelmutter die eben ausgeschlüpften und flügge gewordenen Jungen gegen einen übermächtigen Raubtierfeind *aggressiv* unterstützt und beschützt, finden wir diese „reaktive Aggression". Sie wird zum eigenen und z. T. auch zum Artnutzen altruistisch eingesetzt. Die reaktive Aggression tritt als Droh- bzw. Zurückweisungsverhalten mit der Ultima ratio eines anderen Ziels auf. Auch die Revier- und Paarungskämpfe haben dort, wo sie die Durchsetzung des kämpfenden tierischen Individuums zum Ziel haben, einen im gewissen Sinn überindividuellen, (vermenschlicht gesprochen) „altruistischen" Sinn. Denn es geht bei den Revier- und Paarungskämpfen um die Ausbreitung der Chancen für die über das einzelne Individuum hinauswirkende Gene. So gehört auch das aggressive Paarungs- und Revierverhalten zum „survival equipment", zur Ausstattung für das Überleben. Beim Menschen gehört die „reaktive Aggression" zur Schaffung eines Überlebensspielraums, zu einer für seine und der von ihm zu beschützenden und geförderten Individuen notwendige Entfaltung. *Aggression bringt*, so gesehen, *Schutz und Abgrenzung der Zubilligungssphäre* für das Ich bzw. für die Ichnahen Interessen, Werte und Individuen.

Likierman hat den von mir hier vorgeschlagenen „Entwicklungsspielraum" für das Ich, der die Entfaltung der Lebensleitlinie (Adler 1922) ermöglicht, und den notwendigen Abgrenzungsschutz für diesen Prozeß zwar nicht erwähnt, sie hat allerdings als fördernde Kraft eine spezielle Form der Aggression, den von ihr so bezeichneten „reifen Ärger", konzipiert. Sie schreibt diesem kontrollierten (und insofern „reifen" und vom „primitiven" Ärger abhebbaren) Ärger das Attribut der Verinnerlichung zu. Dieser „reife" Ärger sei inner-

lich, weil er als Mittel zur Selbstabgrenzung im doppelten Sinn zu verstehen sei:
1. Er ist die selbstbewußte Beanspruchung einer als legitim angesehenen eigenen Position im Sozialgeflecht. „Reifer Ärger" soll in Konfliktprozessen das Ich stützen und schützen.
2. Der reife Ärger ist auch deswegen innerlich, weil er im Ich-Raum eine dosierte Selbstaggression zwecks *Selbstkritik* zuläßt, ja zur eigenen Entwicklung ausnutzt. In diesem Sinne könnte das Phänomen des „reifen Ärgers" als Kraft der psychischen und sozialen Veränderung bzw. Reform gesehen werden.

Ich möchte aus all dem nun folgern: Der triebungesicherte, zum angstvollen Ausweichen (zur Flucht) oder zur maßlosen Zerstörung neigende Mensch bedarf im belasteten Alltag der Gegenwartsgesellschaft des ihn selbst bestätigenden, aber auch dimensionierenden „reifen Ärgers" als Kraft, um gegen die Belastungen durch Umwelt und Mitmenschen das paradoxe Instrument abgewogener Affekte einzusetzen.

Wer seinen Ärger nicht gestaltet und nicht darzustellen vermag, wird vermutlich Opfer entweder einer angstvollen und ressentimentgeladenen Selbstbemitleidung oder eines nicht mehr kontrollierbaren Aggressionsstaus werden. Die Bemeisterung eines solchen Staus wird ab einem bestimmten Punkt, wenn die „daily hassles", die andauernden Kleinbelastungen des Alltags, kumulieren, nicht mehr möglich. Es kommt zu ungezieltem, situationell bedingtem Ausbruch zum falschen Zeitpunkt und so auch meist an die falsche Adresse.

Gesellschaftliche und kulturelle Faktoren in der Ausformung und Verarbeitung von Aggression

Kehren wir nochmals zur Frage nach der „Natur" der Aggression zurück. Es geht um wechselseitige Ergänzung von disziplinären Forschungen und Theorien, nicht um wechselseitiges Verdrängen oder Ausschließen, z.B. der klinischen Tiefenpsychologie durch die Lerntheorie, der Verhaltensforschung durch kulturelle Erklärungen, der Biologie durch die Sozialwissenschaften oder umgekehrt.

Aggression könnte nicht, was wir sowohl ethnologisch als auch kulturgeschichtlich zeigen können, gelernt und zu verfestigten Haltungen ausgebildet werden, wenn sie nicht in der neurophysiologischen Ausstattung stammesgeschichtlich prädisponiert und angelegt wäre. Zur Ausbildung von „verfestigten Haltungen" ist allerdings die Gesellschaft und sind deren kulturelle, bestimmte Werte bevorzugenden und hierarchisch festlegenden Strukturen nötig.

Kriegerische Gesellschaften entwickeln ganz andere Formen von Aggressionshaltungen und -praktiken der Individuen als andere Gesellschaften. Die Altersgruppengesellschaften, z. B. die Massai in Ostafrika, ursprünglich nomadische Viehzüchter, oder auch die Fulbe in Westafrika formen andere Persönlichkeitsstrukturen aus als z. B. die in Ostafrika seßhaften Mbulu oder die westafrikanischen, landbebauenden Bambara oder fischenden Bozo. Bei den seßhaften Gruppen ist z. B. das Initiationssystem viel stärker ausgearbeitet – schon ab der Jugend werden bestimmte Verarbeitungen von Aggression gelernt. Die Initiation wird als Verarbeitung von Aggression ganz deutlich in Zusammenhang mit dem Senioritätsprinzip gestellt (Rosenmayr 1990). Es ergibt sich eine *strenge soziale Struktur, innerhalb der diese Lernprozesse der Aggressionsverarbeitung zum Tragen kommen*. Also: Aggression ist insgesamt gesehen in ihrer Ausformung durch soziale Strukturen und durch Kulturmomente entscheidend bedingt. Die Ethnographie und die vergleichende Ethnologie bestätigen auf ihre Weise die aus der empirisch-experimentellen Sozialisationsforschung an Kindern in hochentwickelten Gesellschaften gewonnenen Befunde (Hinde 1990).

Auch der historische Gegensatz von Athen und Sparta kann leicht aus unserem Bildungswissen abgerufen werden: Dieser Gegensatz zeigt, daß Aggression und Aggressionsbereitschaft in verschiedenen Graden historisch gelernt und durch kulturelle und soziale Belohnung systematisch gesteigert werden können. Man erspare mir die Beispiele vom 18. bis ins 20. Jahrhundert der europäischen Neuzeit. Wer vermag die Entflechtung von Ethik und Grausamkeit bei den Phänomenen der „Tapferkeit vor dem Feind", von Glaube und Überzeugung einerseits und (damit verbunden!) Mord und Totschlag andererseits zu leisten? Es gehört zum ganz „normalen Wahnsinn" (Gruen 1987) der Menschheit, daß Humanität und nackte Gewalt immer wieder aufs engste verzahnt auftreten und nur, wenn überhaupt, aus dem historisch konkreten Kontext zu „verstehen" sind.

Eine Verschränkung von Verhaltensforschung (Ethologie) und Kulturtheorie zur Erklärung von Aggression ist heute nicht nur möglich, sondern auch wissenschaftlich nötig. Dieses verschränkte Vorgehen glückt dann eher, wenn beide Momente, die *stammesgeschichtliche Prädisposition* und die *kulturspezifische Lernkomponente,* verbunden werden. Wir kennen diese Prädisposition aus frühkindlichen menschlichen Verhaltensweisen, aber auch aus Tier und Mensch gemeinsamen neurophysiologischen Erregungsphänomenen oder morphologischen

(z. B. mimischen) und genetischen Ausdrucksparallelen bei Mensch und Tier, besonders bei den Primaten. Was die kulturspezifische Lernkomponente anbelangt, ist es besonders wichtig, daß Lernen nicht nur im Rahmen eines operanten Konditionierens von Individuen, sondern auch als Lernen innerhalb sozialer „constraints", also innerhalb einengender, soziologisch zu verstehender Rahmenbedingungen, und darüber hinaus als *Vorbildlernen im kulturellen Kontext* aufgefaßt wird.

Voraussetzung für das Lernen durch das Vorbild und an ihm sind aber *affektive Abhängigkeiten* bzw. *Bindungen*. Gelernt wird in schon früh im Leben einsetzenden Prozessen der Verarbeitung und Kompensation und durch die daraus entstehenden Identifikationen. Alle Lernprozesse sind über psychologische „Transmitters" wie Motivationen vermittelt, deren neuropsychologische Bedeutung experimentell nachweisbar ist (Guttmann 1990). Damit erscheint Lernen an Persönlichkeitsstrukturen bzw. sogar an „Identität" rückgekoppelt. Durch Identifikationen wird die Etablierung und Stärkung von „Lebensleitlinien" beeinflußt. Sowohl mit den Motivationen – bei deren „Frustration" – als auch mit Identität ist Aggression verbunden, z. B. als Verteidigung der Identität bei Beleidigung, Herabsetzung und Verhöhnung.

Die Ethologie hat an Kindern verschiedener Stammesgesellschaften *agonale Ausdrucksformen aggressiven Imponierens* (Eibl-Eibesfeldt 1984, S. 481) durch z. T. hervorragende Photosequenzen dokumentiert. Die Ethologie neigt dazu, einen agonalen Antriebsbereich (der sozial „verstärkbar" ist) anzunehmen. Viel weniger erforscht sind die Beziehungen zwischen Identität und ihren entscheidenden Elementen der Etablierung oder Verteidigung durch Aggression.

Die Soziologie zeigt, wie aggressive Antriebe durch *Gesellschaftsordnungen* und die mit diesen verbundenen *Werthierarchien* geformt und im Rahmen der Ordnungen kanalisiert und funktional eingesetzt werden. Die Soziologie bringt auch zutage, wie *Aggression durch Symbole* und *mit diesen verbundene Trainingsprozesse* „hochsozialisiert", d. h. verstärkt und legitimiert wird. Ethnologie und Geschichte zeigen, wie bestimmte Formen von Aggression nicht nur anerkannt, sondern als sozial „notwendig" deklariert und als wertvoll ausgezeichnet werden. So stehen z. B. für berühmte Jäger oder Krieger eigene Formen von Tänzen, die sie vor der Gruppe, vor der Dorf- oder Stammesöffentlichkeit produzieren, zur Verfügung, und niemand anderer erhält dieses Privileg, zu einer bestimmten Stunde oder in einer bestimmten Situation sich selbst vor anderen zu produzieren. Es werden also für bestimmte Formen von geleisteter Aggression bestimmte Auszeichnungen durch Symbole vorgenommen.

Eine weitere wichtige Voraussetzung des soziologischen Zugangs zur Aggressionstheorie ist die der Kenntnis der sozialen Strukturen, in denen die Interaktionen von Individuen z. B. in Minoritäten oder in benachteiligten Bevölkerungsgruppen stattfinden. Slumbevölkerungen oder andere abgeschiedene ghettoisierte Bevölkerungen sind in einer völlig anderen Situation, auch was die jeweils persönlichen aggressiven Akte anbelangt. Solche Abschließungen und Ghettoisierungen erzeugen einen ganz bestimmten *Pegel von Aggression*. Ich würde vermuten, daß bei soziologischen Analysen in bestimmten Formen von sozialdeprivierten Milieus sich eher trieb- und impulsgesteuerte Täter finden lassen, während bei den überlegungsbestimmten, rationalen Tätern keineswegs die gleiche soziale Stratifikation bzw. Bedingtheit der Deprivation wie Armut, schlechte Wohnverhältnisse usw. vorliegen dürfte.

Ansätze zu einer soziologischen Aggressionskonzeption

Kultur, so sehr sie selber aus den gesellschaftlichen Strukturen und Gegenstrukturen resultiert, wird durch diese sozialen und politischen Rahmenbedingungen in ihrem Ausdruck gestärkt, gefördert oder begrenzt. Sowohl die Herrschaft der Kultur als auch der Protest gegen sie, beides setzt sich in Symbole um. Diese Symbole wirken ihrerseits wieder auf die Affekte der Aggression und tragen dazu bei, daß sich diese Affekte um die Symbole kristallisieren bzw. anlagern. Ohne Wertungen, die durch kulturelle Weichenstellungen und soziale Herrschaftsverhältnisse „Macht über Menschen" gewinnen, würde der für das Aggressionslernen unabdingbare notwendige Rückhalt fehlen. Eine *Lerntheorie* kann also im Hinblick auf die Ausformung gesellschaftlicher Aggression *nur im Zusammenhalt mit einer Kulturtheorie eine zureichende Erklärungskraft* erlangen.

Gerade aus dem von uns versuchten disziplinübergreifenden Erklärungs- und Deutungsversuch gewinnen wir ein besser entfaltetes Bild der soziologischen Perspektive, die ich nun abschließend charakterisieren möchte.

Ein humansoziologischer Beitrag zur Aggressionstheorie sollte auf zumindest drei Voraussetzungen beruhen:
1. Ein *interaktiv-interindividuelles Modell* sollte zugrunde gelegt werden. Der soziologische Blick konzentriert sich stark auf *sequentielles Handeln*, weniger auf den Einzelakt. Im Falle bravouröser Tapferkeit oder krimineller Zerstörung wird die soziologische Analyse versuchen, den Einzelakt der Zerstörung im Kontext von *sequen-*

tiellem Handeln zu verstehen. Ein solches Verständnis verlangt nach einer Sozialisationstheorie. Dispositionen in Individuen werden durch Sozialisation in bestimmten Beziehungen in Familien, Gruppen und Partnerschaften als Voraussetzungen für die Entwicklung von Persönlichkeitsstrukturen und als Bedingungen der Auslösung von Aggression und Gegenaggression wirksam. Der Begriff der Gegenaggression ist, weil er es nahelegt, Aggression in *Sequenzen* zu verstehen, ein sozialwissenschaftlicher Schlüsselbegriff. Er hat sowohl auf der *Mikroebene,* sei es der *Dyade* (des Zweipersonensystems), sei es der *Gruppe* oder, auf der *Makroebene,* der *Institutionen,* der Parteiungen, Ethnien, Religionsgemeinschaften, der sozialen Bewegungen und Schichtungen bis hinauf zu den Staaten Bedeutung.
2. Eine weitere Voraussetzung des soziologischen Zugangs zur Aggressionstheorie ist das Studium des *strukturellen Kontexts* von Aggressionen. Aggressionsbedingte Interaktionen ereignen sich *innerhalb bestimmter gesellschaftlicher Kontexte und Strukturen* von Macht oder Ohnmacht, Majorität oder Minorität, Hochschätzung oder Verachtung. Die Interaktionen sind der Kontrolle bzw. Sanktionierung dieser Strukturen und damit auch dem kulturellen Kontext ausgesetzt. Aggressionen in einer verachteten Minorität oder von Mitgliedern dieser Minderheit an einer geschätzten Majorität tendieren dazu, stärker und strenger geahndet zu werden. *Kulturelle Einseitigkeiten präformieren soziale Ahndungen von Aggression.* Alle aggressiven Auseinandersetzungen finden – so der Befund der Soziologie – in einem *vorstrukturierten* und *bewerteten* sozialen Raum, in einem umfassenderen gesellschaftlichen und politischen Gefüge statt. Dies hat für das Verständnis von Aggression von der Politologie bis zur Pädagogik und Psychotherapie Konsequenzen.
3. Alle menschliche Aggression ist *symbolisch* durchtränkt. Aggression ist von oft sehr komplizierten und geschichtlich langfristig abgeleiteten Deutungen mitbestimmt. Aggression kann durch Symbole argumentativ weitläufig *gerechtfertigt* bzw. legitimiert oder delegitimiert und verurteilt werden. Hochqualifizierungen und Glorienscheine ebenso wie Abqualifizierungen und schimpfliche Verzerrungen und Verteufelungen mit Hilfe (dramatischer) Symbolik durchziehen die Geschichte der Aggressionen auch im 20. Jahrhundert.
4. Deutungen von Symbolen haben eine Doppelnatur. Sie sind in ihrer Substanz einerseits zwar vom Augenblick abhängig und insofern *historisch,* anderseits aber stabil und wirken, weil *auf Dauer*

gerichtet, auch stabilisierend. Sie sind, sei es an Kirchen und Religionsgemeinschaften, an politische Richtungen und Bewegungen, sei es an Nationen und ethnische Gruppen sozial und teils auch institutionell gebunden. Sogar in modernen „Wandlungsgesellschaften" weisen Symbole eine gewisse Stabilität auf, sind aber innerhalb bestimmter Bandbreiten variabel. Sie sind durch Kommentare und Glossierungen natürlich auch von den Machtverhältnissen in „ihren" Institutionen veränderbar. Ein und derselbe Text, ein und dieselbe Aussage eines Ideologen konnte bei einem Wechsel im Politbureau auf einmal eine neue Bedeutung gewinnen und mehr oder weniger aggressiven Charakter annehmen.

Es „schwanken" nicht nur, wie Friedrich Schiller uns zu sehen lehrte, „Charakterbilder", sondern auch Institutionen in ihrer Bewertung „in der Geschichte", und es schwanken auch die oft symbolisch gefaßten Bewertungen von Angriffen und Verteidigung dieser Institutionen. Interpretationen tragen es in sich, daß sie selber in hohem Maße Deutungsschwankungen ausgesetzt sind. Jeder Wert wird von seiner eigenen Interpretation begleitet und umgewandelt. Nicht nur die Gesellschaft, sondern auch die Kultur ist in stetem Flusse, und mit diesen Entwicklungen sind alle aggressionsanstachelnden oder -dämpfenden Werte in Bewegung, um deretwillen diese oder jene Gruppen „auf die Barrikaden gingen".

Ich fasse zusammen:
Die Soziologie sieht Aggression *interindividuell* und *sequentiell* in systemischen Wechselbedingungen und in Akten bzw. Aktfolgen von Angriff, Verteidigung und Gegenangriff. Die Soziologie sieht Aggression *sozialstrukturell* präformiert, z. B. im Minoritäts-Majoritäts-Feld, in geschätzten oder abgewerteten sozialen und kulturellen Kontexten. Die Soziologie sieht Aggression *symbolisch* orientiert, werthaft begleitet und interpretiert. Zwischen Symbolen und gesellschaftlichen Institutionen besteht eine ständige Wechselwirkung, innerhalb derer sich beide, Institutionen wie Symbole, über Deutungsprozesse verändern. Da beide „aggressionsrelevant" sind, muß dieser Wechselprozeß beachtet werden.

Das Schwergewicht auf *Beziehung* in der Soziologie schließt ein, daß die Rückwirkungen dieser Beziehungen auf die *Einzelpersönlichkeit* forschungsmäßig verfolgt werden. Das bedeutet aber, daß auch die Transformationskraft von Fremd- oder Eigenaggression *innerhalb* des Individuums im Beziehungssystem berücksichtigt werden muß. Dies schließt die Problematik des Erlernens der Kontrolle von Aggression und Gegenaggression ein. Wir haben sie am „reifen Ärger" und an der Erwerbung der Bereitschaft kennengelernt, den anderen oder die andere zu *verstehen*, ehe agiert wird, also ein *Moratorium der Aggressionstoleranz* zu schaffen.

Das unmittelbare, unreflektierte Ausagieren von Aggression im Kontext der Dyade ist ein die Partnerschaft oft schwer belastendes Phänomen. Das Ausagieren ist ebenso ein tiefenpsychologisches wie ein historisch-soziologisches Problem des Fehlens der Aggressionsverarbeitung in verschiedenen Gesellschafts- und Kulturtypen. Die beiden Themen sind auf das engste miteinander verknüpft, weil jede Aggressionsverarbeitung die kulturell und zeitgeschichtlich variablen Strukturen der Gesellschaft zur Voraussetzung hat.

Im Anschluß an das Konzept des „reifen Ärgers" habe ich dafür argumentiert, daß rationale *Filterungsprozesse* in den zyklischen Prozessen von Aggression und Gegenaggression möglich sind. Mit Hilfe von Überzeugungen und kulturellen Werten und mit Hilfe von Reflexionen, die ich-nahe ins Verhalten inkorporiert wurden und damit „existentiellen" Charakter erlangten, kann bei der „Beantwortung" von Aggression ein gewisser Spielraum, das oben genannte Moratorium, geschaffen werden. Optionen, in verschiedenen Varianten zu Aggression Stellung zu nehmen bzw. darauf zu reagieren, erschließen sich so. „Reife" zeigt sich in der Fähigkeit des Offenhaltens bzw. sogar *Mehrens von Optionen für das (gegenaggressive) Handeln*.

Kehren wir nochmals zur Ausgangsfrage nach der „Natur der Aggression" zurück. Zerstörungswünsche und -tendenzen sind in allen Aggressionen enthalten. Wie jedoch Kaplan u. Sadock (1988, S. 93) zeigen, vermögen *soziale Kompetenzen* des Verhandelns („social skills") die ungefilterte Gegenaggression zu ersetzen. Bemühungen um einen „Kompromiß" und eine De-Eskalation, die von Haltungen der Fairneß *gelenkt* werden (Strotzka 1985), vermögen bei genügender Phantasie in den „social skills", den Teufelskreis von der mit Aggression kurzgeschlossenen Gegenaggression aufzubrechen.

Blockierung und Befreiung von Gegenaggression

Beispiele und Strategien

Blockierte Gegenaggression will ich lebensgeschichtlich und situationell verstehen. Im besonderen befasse ich mich mit der unkontrollierten Freisetzung von blockierter Gegenaggression, wobei hier das Ausagieren statt der Verarbeitung, die plötzliche Freisetzung der Aggression, eine wichtige Rolle spielt. Ich will mit einem Element der Kasuistik beginnen: Die an den Tötungen im Lainzer Krankenhaus entscheidend beteiligten Schwestern waren ohne Zweifel sehr hoher Frustration durch eine langdauernde Beschäftigung mit nicht heilbaren, oft moribunden Patienten ausgesetzt, bzw. sie waren v. a. zur Gegenaggressionslosigkeit gezwungen und konnten den Zwang zur Gegenaggressionslosigkeit schließlich nicht mehr ertragen. Die Belastungen durch die Aggressionen von z. T. psychisch gestörten und z. T. sehr schwierigen Patienten überforderten die Fähigkeit, die auferlegte Blockade von Gegenaggression zu ertragen. Während auf der einen Seite im Patientenverhältnis keine Gelegenheit zu Gegenaggression bestand, war durch die strenge Hierarchie und die soziale „Vermauertheit" im Pflegeheim bzw. Krankenhaus, und durch die Unmöglichkeit für die unteren Stufen des pflegenden Personals hinsichtlich der Qualifikation, in Richtung auf die Oberschwester bzw. die Krankenhausverwaltung „hinauf" zu wirken, eine Verstärkung dieser Blockade eingetreten. Die Aggressionen, die sich dann zu den verschiedenen Formen von Tötungen verdichteten, müßten im Kontext der Abschließung und eben der Unmöglichkeit gesehen werden, eine Gegenaggression in bestimmte Richtungen einerseits so zu *leben* und anderseits so zu *verarbeiten*, daß sie sozial und moralisch vertretbar würde. Die, wenn auch noch sehr unvollkommenen und sozusagen versuchsweise einsetzenden Supervisionsversuche der Wiener Spitalsverwaltung haben zumindest erbracht, daß Zustände oder innere Schwierigkeiten der Schwestern in den Supervisionsgruppen verbalisiert werden. Das ist ein, wenn auch vorderhand positiver, aber langfristig zu geringer Gewinn für eine Supervision, weil diese nur dann erfolgreich ist, wenn sie auch strukturverändernd wirken kann. Eine Supervision müßte zur Veränderung der psychischen Strukturen der Pflegenden wie auch der psychischen und sozialen Strukturen im Krankenhaus beitragen können (Rosenmayr 1991). Übereinstimmend wird von der Wiener Gesundheitsverwaltung und den Supervisoren berichtet, daß Schwestern und Pfleger zumindest imstande waren, ihre Frustrationen außerhalb der Pflegesituation zu verbalisieren und eine gewisse Form von Gegenaggression an die Adresse der Supervisoren zu richten.

Ich möchte noch eine zweite Kasuistik einführen, die aus einem Forschungsprojekt meines Instituts stammt, um deutlich zu machen, daß wir in Pflege-, Stützungs- und auch langandauernden *Hilfesituationen in der Familie* mit einer großen *Dunkelziffer von Aggressivität* rechnen müssen, einer Form der Aggression, der von seiten der Öffentlichkeit wenig Aufmerksamkeit geschenkt wird. Unser politi-

sches, gesundheitspolitisches und humanitäres Interesse richtet sich v. a. auf die Situationen, die in Pflegeheimen oder Krankenhäusern entstehen. Die familiären Situationen werden vernachlässigt.
Dazu will ich kurz die Situation einer 71jährigen Tochter gegenüber ihrer 93jährigen Mutter schildern:

> Die 71jährige Tochter sitzt in einer Form von Televisionspathologie täglich zwischen 4 und 6 Stunden vor dem Fernseher, um der, ihren gesamten Lebenslauf stark dominierenden 93jährigen Mutter, mit der sie nach dem Tod ihres Mannes wieder zusammenlebt, zu entgehen. Die Mutter versucht, mit den verschiedensten Mitteln die Aufmerksamkeit der Tochter zu erregen, v. a. durch das Klagen über ihre Schmerzen. Nachdem die Mutter nun wieder sehr starke Kreuzbeschwerden und Schulterbeschwerden mitteilt, bittet sie die Tochter, sie einzureiben bzw. ihr irgend etwas zu verabreichen. Die Tochter schweigt zunächst ca. 1 1/2 Stunden. Die Mutter beschwert sich, bittet, jammert. Die Tochter schweigt. Nach diesen 1 bis 2 Stunden antwortet die Tochter: „Das ist halt in Deinem Alter so!" Das heißt, die Ablehnung, die Nichtantwort wird schließlich formuliert.

Das ist eine Art von Aggression durch Entziehung. Entziehung in der Kommunikation und in der Beziehung ist ein Phänomen, das u. U. wesentlich stärker als die ausgelebte und dargebotene Aggression wirksam werden kann. Es muß zu einer Komplettierung der Aggressionstheorie herangezogen werden.

Aggression sehe ich nicht als Ausdruck von Stärke, sondern als ein *Mittel,* um aus einem Zustand der *Schwäche* herauszuwachsen. So dürfte verständlich werden, daß die *Anerkennung der Ausgangsschwäche des Partners,* die sie oder ihn zur Aggression trieb, der erste Schritt zur Eindämmung und Filterung von Gegenaggression sein kann. Dies trifft dann besonders zu, wenn die Gegenaggression, wie oben erläutert, „reaktiv" bleibt und bleiben will und die ursprüngliche, herausfordernde Aggression nicht zum Ausgangspunkt eigener Machterweiterung nehmen will. *Der Aufbau von Liebesfähigkeit ist das beste Mittel zur Sprengung des Aggressions-Gegenaggressions-Kreislaufs.* Der Abbau eines (oft unbewußt gebliebenen) Narzißmus kann „heilende Distanz" und Verzicht auf Gegenaggression bedeuten. Eros, Nähe, Bindung, Versöhnung vermögen im Sinne Freuds zu einer *sittlichen* Vereinigungsmacht zu werden (Rosenmayr 1989).

Sexualität hat enorme Bindungsqualitäten. Doch reichen diese allein *nicht* aus, um die auswägende Distanz, die Gelassenheit zu erreichen, welche zur Filterung und Ausbalancierung von Aggression im Gegenzug zu einer vorher erfolgten Aggression beiträgt. Hier sind Selbstkritik und Selbstkontrollen erforderlich, welche erst die Verbindlichkeit ermöglichen, die die Partnerschaften von innen stabilisiert bzw. ihre wechselseitige Entwicklung ermöglicht. Lust aufeinander und deren Realisierung kann den hochgeladenen Aggressionskreislauf vorerst einmal durch „Entladung" entspannen und so zum Frieden beitragen, aber sie ist nicht das Mittel, diesen Frieden zu erhalten oder immer wieder neu zu konstituieren.

Vielleicht ist auch in den demokratisch kontrollierten, kulturellen, politischen und sozialen Systemen Europas und der sog. hochentwikkelten Welt deswegen soviel individuelle Aggressivität vorhanden, weil die Instanzen und Institutionen zur Gewährleistung und Stützung von Verbindlichkeit kulturell entscheidend reduziert wurden. Kritiker, Herausforderer und Außenseiter, Emigranten und Immigranten können in der wertpluralistischen Gesellschaft durch Meinungsbildung von *außen* Steuerungsfunktionen in die Gesellschaft tragen. Dadurch, daß sie bestimmte Konflikte in ihren Bedingtheiten aufzeigen, können sie manchmal vielleicht besser als rigide Normen Wege zu geeigneter Auseinandersetzung freimachen.

Anders als den Generälen, die sich auf Waffen stützen, ist den Intellektuellen und Wissenschaftlern Einfluß auf das Bewußtsein der Menschen durch Argumente möglich. Sofern sich diese Wissenschaftler und Intellektuellen als Stellvertreter und Zeugen zugehörig und gesellschaftlich verantwortlich fühlen und ihre Chancen wahrnehmen, können sie zur dringend nötigen Aggressions*filterung* beitragen.

Literatur

Adler A (1922) Über den nervösen Charakter. Grundzüge einer vergleichenden Individualpsychologie und Psychotherapie, 3. Aufl. Bergmann, München Wiesbaden
Eibl-Eibesfeld I (1984) Die Biologie des menschlichen Verhaltens. Piper, München
Freud S (1931) Das Unbehagen in der Kultur, 2. Aufl. Psychoanalytischer Verlag, Wien
Fromm E (1974) Anatomie der menschlichen Destruktivität. DVA, Stuttgart
Gruen A (1987) Der Wahnsinn der Normalität. Kösel, München
Guttmann G (1990) Neuropsychologie. Huber, Bern
Hassenstein B (1987) Verhaltensbiologie des Kindes, 4. Aufl. Piper, München
Hinde RA (1990) Aggression: Integrating ethology and the social sciences. In: Van Praag HM, Plutchik R, Apter A (Hrsg) Violence and suicidality. Perspectives in clinical and psychobiological research. Brunner & Mazel, New York, pp 66–78
Kant I (1793/1973) Kleinere Schriften zur Geschichtsphilosophie. Meiner, Hamburg
Kaplan HI, Sadock RJ (1988) Synopsis of Psychiatry, 5. Ed. Williams & Wilkins, Baltimore
Klama J (1988) Aggression – The Myth of the Beast Within. Wiley, New York
Klein M (1960) Our adult world and its roots in infancy. Routledge, London

Likierman M (1987) The Function of Anger in Human Conflict. Int Rev Psychoanal 14:143–160
Riedl R (1985) Spaltung des Weltbildes. Piper, München
Rosenmayr L (1989) Aggression – Ende oder Anfang eines Konzepts. In: Pöldinger W, Wagner W (Hrsg) Aggression, Selbstaggression, Familie und Gesellschaft, Springer, Berlin Heidelberg New York Tokyo, S 11–48
Rosenmayr L (1990) Die Kräfte des Alters. Edition Atelier, Wien
Rosenmayr L (1991) Altenhilfe – Ein soziales Anliegen der Jahrhundertwende. Edition Atelier, Wien
Strotzka H (1982) Psychotherapie und Tiefenpsychologie. Springer, Wien New York
Strotzka H (1985) Fairneß, Verantwortung und Fantasie. Deuticke, Wien
Vogel Ch (1989) Vom Töten zum Mord. Hanser, München

Aggression und Autoaggression: zu Phänomenologie, Terminologie und gesellschaftlicher Reaktion

HORST SCHÜLER-SPRINGORUM

Jurist und Kriminologe, der ich (nur) bin, durfte ich die vorangegangenen Beiträge und Diskussionen mit größter Spannung verfolgen. Vor allem der zweite thematische Block dieser Veranstaltung bot vieles, was dazu reizt, unter juristisch-kriminologischen Aspekten aufgegriffen zu werden. Meine entsprechenden Kurzkommentare sind dreigegliedert: Zu den in Rede stehenden *Phänomenen* möchte ich etwas sagen, zur *Terminologie,* derer wir uns dabei bedienen, und schließlich zu den (gesellschaftlichen) *Reaktionen,* die aggressives Verhalten üblicherweise auslöst.

Phänomene

Wo Aggressivität in Aggression umschlägt und diese strafbares Verhalten darstellt, ist der Ausdruck „Aggressionskriminalität" weniger gebräuchlich als „Gewaltkriminalität". Eine summarische kriminologische Einteilung unterscheidet z. B. Gewaltkriminalität, Sexualkriminalität und das weite Feld der Bereicherungskriminalität. Dabei ist evident, daß die 3 Bereiche sich überschneiden; Vergewaltigung ist gewaltsame Sexualkriminalität, ein Mord aus Habgier oder ein Raubüberfall gewaltsame Bereicherungskriminalität. Nimmt man die Unterscheidung zwischen Gewalt gegen Personen und Gewalt gegen Sachen hinzu, wird die Spannbreite allein der Gewaltkriminalität noch deutlicher; sie reicht dann vom Mord (mit einem überrepräsentativ hohen Anteil von Metzgern unter den Mördern) bis zum sachbeschädigenden (§§ 303 ff StGB) Vandalismus jugendlicher Fußballfans.

Auch die v. a. von den Delikten gegen Personen her bekannte Unterscheidung zwischen vorbedachter und spontaner Gewalt erhält unversehens ein anderes Gewicht. Akte eines kollektiven Vandalismus entwickeln sich in der Regel wohl ungeplant. Raubdelikten geht häufig eine mehr oder weniger reflektierte, möglicherweise arbeitsteilige Planung voraus, auch wenn die Tat selbst im Zuge der Ausführung dann außer Kontrolle geraten mag. Und was zu einem Tresoreinbruch à la Rififi an Strategie und Taktik alles nötig ist, verläßt – obwohl auch dies ein Gewaltakt gegen Sachen ist – scheinbar vollends die Ausgangspunkte „Aggressivität und Aggression".

Auf dieser Tagung war die Rede von „positiver" und „negativer" Aggression. Strafbare Gewalt würde hiernach allemal der negativen zuzuschlagen sein. Dennoch kommen selbst hier positive Funktionen vor. Strafrechtlich relevante Gewalt bildet nicht selten einen Ersatz für anderes – einen Ersatz etwa für mangelnde intellektuelle Fähigkeiten (gewaltsame Bereicherung anstelle betrügerischer), für Defizite an Kommunikationsfähigkeit (viele Sexualdelikte) oder schlicht als die mildere Aggressionsabfuhr als Ersatz für eine gröbere (Beleidigungen anstelle von Handgreiflichkeiten, bis hin zur juristisch kaum mehr faßbaren verhalten-aggressiven Redeweise, bei der nurmehr der Ton die Musik verrät).

Festzuhalten bleibt, daß auch in juristisch-kriminologischer Sicht unser Thema sich letztlich in Randunschärfen verliert.

Terminologie

Dies ist eine eher besinnliche Zwischenbemerkung. Es ist, scheint mir, eine Besinnung wert, was wir sprachlich so alles mitschwingen lassen, wenn wir uns des Begriffs „Gewalt" bedienen. Ein Gewaltverbrecher läßt wohl Schlimmstes assoziieren. Aber auch der Nötigungsparagraph (§ 240 StGB) führt bekanntlich „Gewalt" im gesetzlichen Tatbestand, unrühmlich bekanntgeworden anläßlich der Sitzblockaden vor Atomwaffenarsenalen. Walter Jens ergo ein Gewaltverbrecher?

Man lasse nur einmal folgende Begriffe Revue passieren, und zwar jeweils mit 2–3 Sekunden Zwischenzeit zum Wahrnehmen der mitschwingenden Assoziationen: Gewaltverbrecher – bezahlter Killer – Mafiagewalt – Hangtäter – Demonstrationsgewalt – innerfamiliäre Gewalt – elterliche Gewalt. Das kleine Spiel könnte ergeben, daß unser Sprechen von Gewalt selber wichtige, über die Definitionen hinausgehende Funktionen erfüllt wie etwa Objektivieren, Tabuisieren, Distanzieren. Gewalt ist assoziativ im Zweifel böse Gewalt – die Gewalt des Täters, nicht die des sich eines Angriffs mit Gewalt erwehrenden Opfers. Zwecks Verfremdung sei der Unterschied zwischen den englischen Begriffen „violence" und „force" angeführt: „armed violence" ist im Zweifel ein bewaffneter Straßenraub, nicht etwa der Waffeneinsatz im Kriege; der wird vielmehr von „armed forces" durchgeführt. Im Deutschen benutzen wir die Begriffe „Gewalt" und „Zwang" mit weitgehend ähnlicher Akzentuierung; nicht von Gewaltbehandlung reden wir zum Beispiel, sondern von Zwangstherapie.

Reaktionen

Dem Anlaß unseres Symposiums gemäß standen hier solche Möglichkeiten eines Umgangs mit Aggression im Vordergrund, die sich mit größtmöglicher Differenzierung am betreffenden Individuum orientieren. Medikamentöse und nicht medikamentöse Einflußnahmen, ihr Miteinander statt ihr Gegeneinander, dürften – wenn ich recht sehe – noch bis auf weiteres Diskussionsstoff liefern. Zu klären wäre etwa auch, ob und unter welchen Prämissen beide Behandlungsformen, eine Verhaltenstherapie z. B. und die Verabreichung von Psychopharmaka, die Bezeichnung „Psychotherapie" verdienen.

Statt dessen möchte ich hier auf die üblichen Reaktionen des staatlichen Gemeinwesens noch kurz eingehen. Im „zweispurigen" deutschen Strafrechtssystem ist die wichtigste Spur die staatliche Strafe. Sie ist, da durch ein gestaffeltes System „zwangs"weiser Durchsetzung abgesichert, selbst eine Art von Aggression; eine Gegenaggression zwar, aber eben doch eine Aggression. Das gilt nicht nur für die Vollstreckung von Geld- und Freiheitsstrafen, sondern auch für die auf den ersten Blick „sanfter" erscheinenden Zwischenformen, z. B. Bewährungsstrafen oder – im Rahmen des Jugendstrafrechts – die breite Palette von Erziehungsmaßnahmen. Die Sanktionierung auch wohlmeinender Reaktionen durch gerichtlichen Zwang kommt, fast in unfreiwilliger Komik, in der Neuestfassung von § 12 JGG zum Ausdruck, wonach dem Jugend(straf)richter die Möglichkeit eingeräumt wird, den Jugendlichen im Urteil zu „verpflichten, Hilfe zur Erziehung ... in Anspruch zu nehmen".

Strafe als staatliche Gegenaggression zu sehen, ist unter den mit ihr befaßten Juristen heute weitverbreitet. Der Norweger Nils Christie wollte schon vor längerer Zeit das Strafrecht am liebsten in Schmerzrecht umbenennen (und die Strafrechtslehrer in Schmerzrechtsprofessoren). Nimmt man die von Herrn Nedopil vorgetragenen Befunde (s. Beitrag in diesem Band) zum Verhalten überkontrollierter und unterkontrollierter Aggressionstäter her, so wäre die staatliche Strafjustiz eindeutig als eine Form überkontrollierter Aggression einzuordnen – mit allen sich ergebenden reizvollen Konsequenzen! Denn geplanter, geordneter und dosierter als durch eine geregelte Strafzumessung kann man sich die Zufügung von Schmerz ja kaum vorstellen. Selbst die für bestimmte Delikte vielfach befürwortete Beschränkung der staatlichen Reaktion auf die förmliche Feststellung des schuldhaften Rechtsbruchs (im Sinne der englischen „conviction") bliebe immer noch die coole verbal-aggressive Zurechtweisung des Schuldiggewordenen.

Die zweite „Spur" im deutschen Kriminaljustizsystem ist bekanntlich die der bessernden und sichernden Maßregeln, also der Prävention. Die für unser Symposium insoweit thematisch „einschlägige" Population ist die der im psychiatrischen Krankenhaus oder in einer Entziehungsanstalt untergebrachten Straftäter (§§ 63, 64 StGB). Mit ihr schließt sich unser Kreis, denn hier geht es wiederum um unmittelbar-individuelle Behandlung und Therapie. Daß diese den „Kern der Persönlichkeit" nicht tangieren dürfte, ist eine juristische Redeweise, die sowohl für medikamentös-biologische als auch für nichtmedikamentöse Einflußnahmen noch vieles zu klären offen läßt. Was die Kategorie „Freiwilligkeit" bei alledem zu bewirken vermag und was nicht, dürfte erst recht eine offene Frage an die Zukunft sein.

Diskussion

LEITUNG: LEOPOLD ROSENMAYR

Diskutanten: WIELANT MACHLEIDT, Köln;
HANS-JÜRGEN MÖLLER, Bonn;
BRUNO MÜLLER-OERLINGHAUSEN, Berlin;
NORBERT NEDOPIL, Würzburg;
HELMUT REMSCHMIDT, Marburg;
LEOPOLD ROSENMAYR, Wien;
HORST SCHÜLER-SPRINGORUM, München

ROSENMAYR:

Vielleicht darf ich vorschlagen, zuerst ein paar Meinungen zu sammeln und dann in einer zweiten Phase das, was eigentlich jedem einzelnen hier am Tisch besonders am Herzen liegt, zu formulieren.

NEDOPIL:

Sie erwischen mich – wenn Sie mich gleich ansprechen – fast auf dem falschen Fuß. Wir haben schon so viel miteinander gesprochen, und ich glaube, wir wissen auch voneinander gerade in diesem Bereich eine ganze Menge. Was mich am meisten amüsiert hat, war die staatliche Gewalt wider die Gewalt des unterkontrollierten Täters. Dies ist zumindest unter dem Aspekt zu sehen, daß beide Antagonisten sind. Die andere Seite dieses Spektrums ist das organisierte Verbrechen, das am meisten wohl dem unterkontrollierten Täter entspricht, wenngleich die Gewalt ganz kontrolliert eingesetzt ist. Die Täter werden aber nicht begutachtet, und deswegen würden sie vielleicht aus diesem Spektrum, das ich da aufgezeigt habe, herausfallen. Was die offene Frage betrifft, über die ich mir auch am meisten Gedanken gemacht habe: Wenn wir psychisch kranke Rechtsbrecher einer Psychotherapie zuführen, dürfen wir dies auch? Wie steht es mit der medikamentösen Behandlung der Aggression, und für welchen begrenzten Bereich ist sie wirklich einzusetzen? Gilt dies auch dann, wenn sich die Täter zu einer Behandlung bereit finden, solange sie unter Zwang sind? Und wie geht es dann weiter, wenn man sie aus diesem Zwang herausläßt? Man wendet eine medikamentöse Behandlung bei verschiedenen Tätergruppen an: z. B. die Androcur-Behandlung bei sexuellen Straftätern. Man tut es auch zum Teil mit der Lithiumtherapie. Aber in vielen Bereichen ist es eben dann nicht möglich, die Therapie wirklich zu kontrollieren und beispielsweise auch die Verantwortung für eine Gefährlichkeitsprognose zu übernehmen, die nur durch die Therapie günstig wird, bei Abbruch aber ungünstig. Das ist etwas, was nicht nur die juristische, sondern, wie ich glaube, auch die rein praktische Problematik aufzeigt, wenn man sich auf solche Behandlungsmodalitäten einläßt. Denn die Psychotherapie ist eine Therapie, die hoffentlich dann noch wirkt, wenn sie beendet ist, während die medikamentöse Therapie ja in der Regel nur so lange wirkt, wie sie anhält. Ich glaube, dies wird gerade in dem Bereich, der die forensische Psychiatrie oder den Umgang mit psychisch kranken Rechtsbrechern betrifft, noch große Schwierigkeiten machen. Hier sehe ich noch eine weitere offene Frage.

ROSENMAYR:

Gibt es irgendwelche juristisch ausformulierte Bestimmungen, womit man diese pharmakologischen Eingriffe – diesen Begriff wird man wohl verwenden müssen – z. B. kommissionell kontrolliert und sie nicht nur in der Verantwortung einer einzelnen Person beläßt? Gibt es Pläne oder Entwürfe in dieser Richtung?

NEDOPIL:

Es gibt die Androcur-Behandlung. Das ist eine medikamentöse Behandlung, die im Grunde auf die gleichen Voraussetzungen trifft, wie z. B. die Behandlung mit einem Antiaggressivum oder einem Serenikum. Es ist heute so, daß die Behandlung einerseits die Freiwilligkeit des Patienten voraussetzt, andererseits aber auch die Zustimmung eines Gutachters oder Therapeuten erfordert. Es gibt bei uns darüber hinaus noch den ganz massiven Eingriff – ich weiß nicht, wie das in Österreich ist – nämlich die Kastration. Das ist ein Eingriff, der in die Persönlichkeit des Menschen eingreift und irreversibel ist. Hier gibt es ein Kastrationsgesetz, das die Voraussetzungen für eine Kastration genau festlegt: Zwei unabhängige Gutachter und der Therapeut müssen einverstanden sein, und die Freiwilligkeit des Patienten ist erforderlich.

MACHLEIDT:

Sie haben doch, Herr Schüler-Springorum, durch Ihren Begriff vom Schmerzrecht das Strafrecht überhaupt in Frage gestellt, jedenfalls verstehe ich es so. Und nach dem heutigen Tag stelle ich folgende Fragen: Wenn wir über die reaktive Depression und die „major depression" sprechen würden, würden hier wahrscheinlich keine Juristen sitzen; wenn wir über Angst sprechen würden, auch nicht. Aber bei der Aggression ist es seit Jahrhunderten so, daß der Richter kommt und nicht der Therapeut. Also, wo ist die reaktive Aggression als psychiatrischer Begriff, wo ist die Aggressionsneurose, wo ist die Aggressionspsychose? Für mich stellt sich die Frage, inwieweit überwertige Aggression oder Aggression, die im sozialen oder im individuellen Kontext stört und strafrechtlich verfolgt wird, „normal" im psychopathologischen Sinn sein kann. Wo ist denn da überhaupt noch der Normalitätsbegriff anwendbar? Ich finde, da müssen wir umdenken, und Sie haben das durch den Begriff vom Schmerzrecht getan – Schmerz und Gegenschmerz ist keine Therapie. Wir haben davon hier auch in dem Referat über Verhaltenstherapie gehört. Der reflektierte Gegenschmerz ist eine Handhabe, die weiterführt. Und wo steht da das heutige Strafrecht?

SCHÜLER-SPRINGORUM:

Wieder auf die Gefahr hin, zu plakativ zu formulieren – denn ich habe ja bewußt provokativ formuliert: Noch niemals hat man gesagt, daß das Strafrecht als solches Therapie sei. Man sagt zunehmend, daß bestimmte Formen strafrechtlicher Reaktion therapieorientiert sind. Das geht so weit, daß es eine therapeutische Ideologie im Strafvollzug gibt, die ja mitunter mißbraucht wird, bis in die medikamentöse Behandlung hinein. Und es geht so weit, daß etwa jemandem, der unter Bewährung steht, auferlegt wird, sich behandeln zu lassen, sei es medikamentös oder psychotherapeutisch. Der Widerspruch zwischen Reaktion als Gegenaggression auf die Aggression, die man in einem Straffälligwerden vermutet, kommt am stärksten darin zum Ausdruck, daß es neuerdings im Jugendstrafrecht die Möglichkeit gibt, einen jugendlichen Straftäter durch den Strafrichter dazu zu verurteilen, Hilfe nach dem Jugendwohlfahrtsgesetz, jetzt Kinder- und Jugendhilfegesetz, in Anspruch zu nehmen. Da wird es ganz deutlich, Inhalt des Urteils: „Du wirst verurteilt! Bitte strammstehen im Namen des Volkes! Setzen! Hilfe in Anspruch nehmen!" Das haben die Juristen eingebrockt. Aber hier wird ersichtlich, wie man zwar am Strafrecht festhält, aber man es langsam therapeutisch anreichert. Was dann übrigbleibt – und das ist meine Antwort auf die Frage, die Sie gestellt haben – ist etwas, das man auch als wenigstens verbale „Gegenaggression" bezeichnen könnte. Im amerikanischen Strafrecht gibt es die scharfe Trennung zwischen „conviction" und „sentence". „Conviction" ist das „für schuldig befinden", „sentence" ist dann der Ausspruch der verpaßten Prügel – bildlich gesprochen. Es mehren sich im Strafrecht die Stimmen, die sagen, es gäbe eine breite Palette von Delikten, bei denen es auch gesellschaftlich mit der „conviction", mit der Feststellung von Schuld, sein Bewenden haben sollte. Ich kann da wieder phantasieren, so wie ich das vorhin mit dem Gegensatz „kontrolliert-unkontrolliert" getan habe, und sagen, „conviction" wäre also eine Art Gegenbeleidigung: „Du bist ein Schuft, Du hast Dich gehenlassen". Aber so ist das ja nicht gemeint. Gemeint ist, daß die gesellschaftliche Reaktion sich in vielen Fällen darauf beschränken könnte, plakativ und öffentlich festzustellen, daß hier jemand das getan hat, was wir uns als Gesellschaft nicht gefallen lassen können: Es gibt ein Opfer, jemand wurde viktimisiert. Aber alles weitere wird überlagert von evidenten Therapiebedürfnissen, wenn sie denn da sind. Das ist das Spiel, das wir im Strafvollzug oft erleben: Erst ein bißchen Strafe, dann ist die Strafe „anvollstreckt" und eine Unterbringung im psychiatrischen Krankenhaus fällig, die nicht eher anfangen kann, weil ja erst ein bißchen Strafe verbüßt worden sein muß, noch später kann man auf Bewährung entlassen werden; wenn das nicht klappt, kommt man in die Strafe zurück. Das alles ist seitens der Strafwissenschaftler zunehmend als fragwürdig erkannt worden.

MÜLLER-OERLINGHAUSEN:

Ich will mich hier zum einen erst einmal gegen eine obwaltende und immer wiederholte Dichotomie zur Wehr setzen. Es wird gesagt, hier gäbe es auf der einen Seite Psychotherapie, und auf der anderen Seite müßte man wohl doch von pharmakologischem „Eingriff" oder „Manipulation" oder was auch immer sprechen. Das eine wirkt über die „Psyche", das andere über die graue Gehirnsubstanz. Ich meine, so können wir heutzutage nicht mehr diskutieren. Selbstverständlich ist beides eine Manipulation, beides ist eine Intervention. Wir beschreiben die eine in psychologischen, die andere in biologischen Termini. Selbstverständlich geht, wenn wir sie in biologischen Termini beschreiben, auch eine Psychotherapie über die graue Hirnsubstanz und über nichts anderes. Wir können selbstverständlich auch die Effekte einer pharmakologischen Therapie in psychologischen Termini beschreiben.

Also, ich glaube, an dieser Dichotomie sollten wir nicht festhalten – in jedem Falle geht es um die mögliche Autonomie des Behandelten, um den „informed consent", um die Beratung des Behandelten. Es geht um die Frage, inwieweit er seine persönliche Freiheit behält, und das ist ein Problem der Psychotherapie genauso wie der Pharmakotherapie. Zum anderen wollte ich Herrn Nedopil doch noch einmal fragen: In welcher Weise wird ein aggressiver Verbrecher/Gewalttäter, der nicht unbedingt eine psychiatrische Diagnose haben muß, eigentlich beraten? Inwieweit besteht überhaupt eine Pflicht, einen solchen Menschen darüber zu beraten, daß es Behandlungsmöglichkeiten gibt, psychologische oder pharmakologische? Und, falls man ihn nun beraten hat, welche Möglichkeiten hat der Betreffende selber, sich behandeln zu lassen? Welche Möglichkeiten haben wir vor allem – und das ist ja für diejenigen wichtig, die in diesem Gebiet Forschung betreiben wollen – hier in Deutschland eine solche Therapie wissenschaftlich zu evaluieren? Es wäre sehr schön, wenn wir dazu ein klares Wort hören könnten, Herr Nedopil! Ich weiß, daß das schwierig ist.

NEDOPIL:

Ich kann eine ganze Menge sagen, aber ob das am Schluß klar ist, bezweifle ich. Die Aggressionstäter kommen zunächst einmal, wenn sie überhaupt gefaßt werden, in die Hände der Polizei. Die wird sie nicht beraten. Dann kommen sie in die Hände des Staatsanwaltes. Der wird sie auch nicht therapeutisch beraten, es sei denn, z. B. ein hinreichend motivierter Jugendstaatsanwalt würde es versuchen. Wenn er es vorhat, schickt er diesen Menschen zum Gutachter. Nun gibt es selbst bei den Gutachtern unterschiedliche Auffassungen. Es gibt Gutachter, die sagen: „Das ist überhaupt nicht meine Aufgabe, und ich halte mich da zurück." Und es gibt Gutachter – und zu diesen zähle ich mich – die sagen: „Aufgabe des psychiatrischen Gutachters ist auf jeden Fall auch eine – wenn sie möglich ist – vernünftige Beratung und das Aufzeigen von Alternativen." Das geschieht relativ häufig, und dann kann auch eine Beratung erfolgen. Ich kann Ihnen sagen, daß ich schon Leuten, die dann nicht in die Haftanstalt, sondern auf freien Fuß gekommen sind, empfohlen habe, zum Hausarzt zu gehen und mit ihm zusammen zu überlegen, ob nicht eine Lithiumbehandlung wegen der wiederholten impulsiven Durchbrüche begonnen werden sollte – z. B. mit Erfolg bei einem Ladendieb: Die Therapie hat dazu geführt, daß Ladendiebstähle bei ihm nicht mehr vorgekommen sind. Ob das die Arztkontakte gewesen sind oder die Lithiumtherapie, weiß ich nicht, aber jedenfalls war das der Erfolg.

Das gibt es, ist aber nicht die Regel. Die Regel ist, daß Leute, die nicht therapiebedürftig im Sinne des Gesetzes sind, weil die Gefährlichkeit nicht auf einer Erkrankung beruht, und die deshalb als schuldfähig gelten, in Haft kommen und in der Haft nur dann, wenn sie störend auffallen, behandelt werden und sicher auch nicht kompetent behandelt werden. So ist das in der Regel in Deutschland. Die anderen, die wegen einer Krankheit gefährlich werden, werden dann in einer psychiatrischen Klinik im Maßregelvollzug untergebracht. Dort gibt es durchaus vernünftige Behandlungsformen. Es gibt – was ich vorhin auch in meinem Referat gesagt habe – multimodale Behandlungsformen, bei denen in der Regel eine Pharmakotherapie mit einer Psychotherapie verknüpft wird. Und es liegt an uns, Herr Müller-Oerlinghausen, darauf hinzuweisen und die dort arbeitenden Kollegen dazu zu bringen, das neueste Wissen über pharmakotherapeutische Möglichkeiten bei solchen Tätern anzuwenden. Ich glaube, es wäre auch ein Verdienst der Pharmaindustrie, den Maßregelvollzug nicht als ungeliebtes Kind so ganz aus dem Weiterbildungsspektrum herauszustreichen. Ich weiß, daß das ein schwieriges Problem ist, auch ein heißes Eisen. Denn man will ja nicht in der Zeitung stehen, wo es heißt, irgendwelche Straftäter seien mit Psychopharmaka niedergeprügelt worden. Das war es, was in Bayern, zumindest in der JVA Straubing, für sehr viel Furore gesorgt hat. Insofern ist man dort mit dem Verabreichen von Psychopharmaka sehr viel zurückhaltender geworden, auch in den Fällen, in denen diese Behandlung durchaus sinnvoll und gar notwendig gewesen wäre, nämlich dort, wo tatsächlich psychiatrische Diagnosen gestellt worden sind. Ich meine aber, daß es sicher gerade für die im Maßregelvollzug tätigen Kollegen sehr hilfreich wäre, auch in therapeutischer Hinsicht eine vernünftige Weiterbildung anzubieten.

MÜLLER-OERLINGHAUSEN:

Ist Therapieforschung in Deutschland auf diesem Gebiet möglich oder nicht, Herr Nedopil?

ROSENMAYR:

Mir scheint das jetzt eine sehr ineinandergreifende Diskussion geworden zu sein. Aber das Verhältnis von Pharmakotherapie und Psychotherapie wurde von Schüler-Springorum wohl doch nicht hinreichend erörtert. Gewisse verhaltenstherapeutische Interventionskonzepte, wie sie uns heute nachmittag beredt vorgetragen wurden, kommen einer Intervention im Sinne der Pharmakotherapie wesentlich näher als das im Prinzip interaktionistische Modell der Tiefenpsychologie. Natürlich wird jeder, auch der tiefenpsychologisch orientierte Therapeut, in ganz bestimmten Situationen die Pharmakotherapie als eine notwendige Ergänzung oder als eine für den Heilungsprozeß notwendige Voraussetzung ansehen. Der Eingriff des Pharmakotherapeuten ist allerdings von dem interaktiven Modell einer mehrere Monate oder Jahre sich hinziehenden tiefenpsychologischen Psychotherapie prinzipiell sehr verschieden.

MÖLLER:

Ich weiß nicht, ob man die moderne Verhaltenstherapie noch so von der psychoanalytisch orientierten Therapie abgrenzen und z. B. nur die psychoanalytische Therapie als interaktionsbezogen bezeichnen kann. Ich wäre mir da nicht sicher. Ich weiß nicht, ob moderne Verhaltenstherapeuten das so sehen würden. Auch wehre ich mich, wie Herr Müller-Oerlinghausen, dagegen, eine psychopharmakologisch orientierte Intervention kategorial, vielleicht aber auch diskriminierend – das spüre ich dahinter – abzugrenzen gegenüber einer Psychotherapie nach dem Motto: Psychotherapie ist alles, was mit der Seele des Menschen zu tun hat und mit Worten gemacht wird, und ist darum gut; das, was mit einer Substanz gemacht wird, die in die Seele des Menschen, besser gesagt in das Gehirn, eingreift, ist prinzipiell schlecht, obwohl es vielleicht viel wirksamer ist. Eine solche Polarisierung würde mir nicht gefallen. Ich habe den Eindruck, daß der Duktus der Diskussion jetzt – ich sage das bewußt provokant, um da etwas gegenzulenken – mit dem Begriff von staatlicher Gegengewalt im Rahmen des Strafrechts, den Herr Schüler-Springorum eingeführt hat, zu sehr dahingeht, daß eine Relativierung geschaffen wird in dem Sinne, daß der Staat eigentlich gar nicht das Recht hat, den delinquenten Aggressionstäter zu einer neuen Readaption im sozialen System zu bringen. Das hat jetzt die Diskussion ein bißchen weggebracht von der Möglichkeit, die ich an sich sehen würde, mit Hilfe eines Pharmakons – natürlich nicht nur mit einem Pharmakon, sondern selbstverständlich auch mit Psychotherapie – den Aggressionstäter wieder sozial zu reintegrieren. Dafür müßten wir, glaube ich, erst einmal die Voraussetzungen schaffen, denn ich sehe hier große Schwierigkeiten. Das war auch die Richtung der Diskussionsbemerkung und die Frage von Herrn Müller-Oerlinghausen, wie wir z. B. unter den Rahmenbedingungen von Gefängnis und ähnlichem an dieser Klientel Studien durchführen können, durch die wir beweisen können, daß die

Behandlung mit Antiaggressiva ein wirksames und sinnvolles Verfahren ist. Ich finde, dieses Problem sollten wir noch einmal diskutieren. Da wären Herr Schüler-Springorum und Herr Nedopil meines Erachtens noch einmal gefragt. Vor allem aber wären Auffassungen aus dem Auditorium interessant.

REMSCHMIDT:

Ich möchte einige Aspekte zu dieser Diskussion beitragen. Als erstes Statement möchte ich zunächst einmal sagen, daß der Erkenntnisstand über Aggressivität und über die Behandlung forensisch-psychiatrischer Patienten noch sehr gering ist. Leider muß man ganz klar feststellen, daß wir uns hier auf diesem Feld in einem Stadium wie vor der Entdeckung der Infektionskrankheiten befinden. Gestatten Sie mir diesen etwas groben Vergleich.

Zweites Statement: Wenn man sich in einer solchen Erkenntnissituation befindet, kann man nicht erwarten, daß es Behandlungsmethoden gibt, die diese durch mangelnde Erkenntnis gekennzeichnete Situation zu beheben erlauben. Das heißt, es kann gar nicht anders sein bei diesem Erkenntnisstand, als daß alle Maßnahmen, die sowohl zur Behandlung vieler psychiatrischer Patienten als auch insbesondere der aggressiven Gewalttäter dienen, vorläufig sind. Es kann gar nicht so sein, daß wir hier schon den richtigen Weg gefunden haben.

Drittes Statement, und da stimme ich einigen meiner Vorredner zu: Die Polarisierung zwischen Psychotherapie und medikamentöser Therapie ist nach meiner Kenntnis eigentlich aufgehoben. Es gibt zahlreiche Beispiele, anhand derer wir aufzeigen können, daß eine Ergänzung von psychotherapeutischen und medikamentösen Maßnahmen sehr gut funktionieren kann – Stichwort hyperkinetisches Syndrom und Schizophrenie. Beides ist sehr gut untersucht und sehr gut belegt und kann durch viele Beispiele und Zahlen erläutert werden. Das heißt, wir müssen alle Möglichkeiten ausschöpfen. Ich will in dieser Diskussion auch darauf hinweisen, daß – wenn wir vom Nebenwirkungsproblem sprechen – jede Substanz, die wirkt, auch Nebenwirkungen hat. Denken sie einmal an die innere Medizin, was wird da alles gemacht. Nur sind dort die Prozesse besser bekannt als die Prozesse bei Nebenwirkungen der Psychotherapie. Es gibt Behandlungsmethoden, psychotherapeutische Behandlungsmethoden, die auch Nebenwirkungen haben, die gewaltige Abhängigkeiten schaffen und die auch die Entwicklung eines Menschen beeinträchtigen können. Mittlerweile gibt es über 300 Psychotherapiemethoden. Bei vielen von ihnen – ich bin Psychotherapeut, damit Sie mich richtig verstehen – ist die Wirksamkeit überhaupt nicht bewiesen, aber wir kennen ihre zahlreichen schwerwiegenden Nebenwirkungen. Diese muß man mit denen einer medikamentösen Therapie vergleichen.

Schließlich noch ein letztes Statement, und zwar als Frage: Kann man in Unfreiheit behandeln? Das ist ein sehr schwieriges Problem. Es hat eine philosophische Dimension, die wir heute nicht ausschöpfen können. Es gibt gewisse Situationen, in denen man Unfreiheit im Einzelfall zum Schutz der Allgemeinbevölkerung anwenden muß. Dies sieht ganz anders aus, wenn man in die Lage kommt, einen Angehörigen durch ein Aggressionsdelikt verloren zuhaben. Dann wechselt die Perspektive kolossal. Wenn ich im Gerichtssaal die Eltern sehe, deren Kinder umgebracht worden sind, dann stellt sich für mich ein Bild dar, wo ich beide Seiten sehe und beide Seiten als schmerzhaft empfinde: die Täterseite, aber auch die Seite der Eltern, die ihr Kind oder auch einen erwachsenen Angehörigen verloren haben. Da muß man nun fragen: Erlaubt die Situation eines aggressiven Straftäters die Möglichkeit, ihn in Freiheit zu behandeln, oder muß er eingesperrt werden? Muß er überhaupt behandelt werden? Das sind Fragen, die ich nur in den Raum stelle, die wir hier nicht abschließend beantworten können. Bei Jugendlichen habe ich die Erfahrung gemacht, daß es durchaus die Möglichkeit gibt, eine Behandlung als Auflage aufgrund von Weisungen z. B. nach § 10 Abs. 2 – das sind natürlich keine Tötungsdelinquenten – zu beginnen, d. h. den Richter zu bitten, die Weisung zur Therapie zu erteilen. Ich habe zahlreiche Jugendliche selbst so behandelt, und wir haben das auch untersucht. Es ist so, daß Sie, wenn Sie sich Mühe geben, mindestens in der Hälfte der Fälle aus dem anfänglichen Zwang eine Freiwilligkeit in der Therapie erreichen können. Es entsteht eine Beziehung, eine Bindung, und die unter Zwang begonnene Therapie kann dann in Freiwilligkeit fortgesetzt werden. Im Erwachsenenbereich kann man das natürlich nicht so machen. Aber das sind doch Aspekte, die mir so wesentlich erscheinen, daß wir sie in dieser Debatte auch berücksichtigen müssen.

U A SCHÜLER-SPRINGORUM:

Zur Frage Therapie durch psychologische oder medikamentöse Einflußnahme: Ich sehe, daß in dieser Diskussion die Dinge ganz anders laufen als in vielen anderen normalen Medizindiskussionen, wo man sich darüber beklagt, daß die Leute in die Apotheken rennen und sich Pharmaka aller Art inklusive Sedativa und Psychopharmaka, sofern sie ihrer habhaft werden können, reinziehen, soviel es nur geht: hemmungs- und bedenkenlos, oft auch unberaten, schlecht beraten, nicht hinreichend beraten. Ich spreche nicht einmal von den Süchtigen, ich spreche von dem allgemeinen Trend, an die medikamentöse Möglichkeit zu glauben und sich ihrer zu bedienen. Und hier sieht auf einmal alles ganz anders aus. Ich denke, das hat ein bißchen mit dem Kontext zu tun, in dem wir uns befinden. Wir sprechen von Aggressionstätern, zumindest von aggressiven Menschen, von Menschen, die nicht an einer körperlichen Krankheit erkrankt sind, die sich in ihrem subjektiven Empfinden oft für sehr gesund halten und die sich dann mit Substanzen, die auf das Gehirn wirken, behandeln lassen sollen. Ich glaube, das Thema ist überspitzt worden.

Das zweite Problem ist mir persönlich wichtiger, weil ich glaube, es wird auch unter dem Stichwort Freiwilligkeit, das Sie genannt haben, noch lange diskutiert werden. Wichtig ist mir, was von Herrn Möller, z. T. auch von Herrn Remschmidt, zur Frage der staatlichen Straffestlegung als Gegengewalt gesagt worden ist. Mir ging es darum, daß man sich dessen bewußt wird, daß – was man schon lange wußte – Strafe Übelzufügung heißt. Mit dem bewußten Zufügen eines Übels tut man genau das, nur anders terminologisch verbrämt, was der Straftäter auch tut: mehr oder weniger bewußtes Zufügen eines Übels; in diesem Falle sogar besonders funktional eingesetzt, „cool" habe ich es genannt. Ebenso unbestritten ist auch herausgekommen, daß sich innerhalb des staatlichen Strafens ein mehr und mehr therapeutisches, oder noch treffender gesagt, auf Hilfe orientiertes Reagieren im Jugendstrafrecht wie auch im Erwachsenenstrafrecht breit macht. Die meisten ahnen ja gar nicht, was nach dem Strafgesetz alles möglich ist als Reaktion im Rahmen von Freiheitsstrafe, im Rahmen ausgesetzter Freiheitsstrafe oder der Behandlung in Freiheit, auf dem einen oder anderen Wege. Um in dem Bild zu bleiben, das ich natürlich provokativ gewählt habe: Es käme darauf an, daß der Staat nicht von der unkontrollierten in die überkontrollierte Gegenaggression – dort gibt es nach dem, was wir von Herrn Nedopil gehört haben, nämlich auch Eruptionen –, sondern in die kontrollierte Reaktion auf Straftaten zurück- oder überhaupt erst hinfindet. Schuld festzustellen und dann Hilfe anzubieten, ist ein Modell dafür. Ich gestehe Herrn Remschmidt selbstverständlich zu, daß dieses nicht bedeutet, gefährliche Menschen auf die Menschheit loszulassen. Es bedeutet wohl aber, ungefährliche Menschen nicht um der Übelzufügung willen mit ihr zu belasten, wenn es keinen anderen Grund dafür gibt (wie z. B. die Sicherung der Gesellschaft). Denn das vermindert Hilfe, vermindert die Chancen einer Besserung in der Zukunft und kostet den Staat nur Geld. Ich glaube, darauf sollten wir uns einigen können.

ROSENMAYR:

Das wäre das Modell einer gefilterten Gegenaggression seitens der Öffentlichkeit, aber einer sehr wohlüberlegt gefilterten.

SCHÜLER-SPRINGORUM:

Ja, daß man sich dessen bewußt wird, was man da tut.

ROSENMAYR:

War das nicht schon das Schlußwort?

Am Ende der facettenreichen und kontroversen Auseinandersetzung mit unserem heutigen Thema „Aggression und Autoaggression" möchte ich uns allen das Schlußwort von Herrn Schüler-Springorum zugleich als Appell mit auf den Heimweg geben.

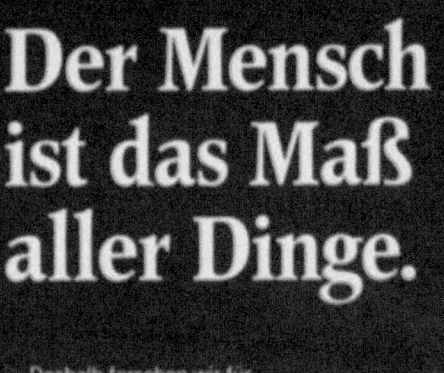

Der Mensch ist das Maß aller Dinge.

Deshalb forschen wir für neue und bessere Arzneimittel.

Deshalb fördern wir das Engagement und die Kreativität unserer Mitarbeiter.

Deshalb sehen wir uns als Partner der Ärzte in Klinik und Praxis.

duphar

Wir messen mit menschlichen Maßstäben.

Duphar Pharma
Freundallee 19, 21/23
D-3000 Hannover 1

In der Reihe **duphar** *med communication*
sind bisher erschienen:

Band 1:
Ethik in der Psychiatrie
Wertebegründung – Wertedurchsetzung
W. Pöldinger, W. Wagner (Hrsg.) 1990

Band 2:
Serotonin –
Ein funktioneller Ansatz für die psychiatrische
Diagnose und Therapie?
K. Heinrich, H. Hippius, W. Pöldinger (Hrsg.) 1991

Band 3:
Phantasie und Wirklichkeit –
Fluvoxamin
H. Hippius, W. Pöldinger (Hrsg.) 1991

Band 4:
Aggression und Autoaggression
H.-J. Möller, H. M. van Praag (Hrsg.) 1992

Band 5:
Zwangsstörung –
Neue Forschungsergebnisse
I. Hand, W. K. Goodman, (Hrsg.) 1992
(im Druck)

Printed by Printforce, the Netherlands